Dr. Daniel Zickler

Kampf um jeden Atemzug

Intensivmedizin
Erlebnisse und Forderungen eines Insiders

Dr. Daniel Zickler

Kampf um jeden Atemzug

Intensivmedizin

Erlebnisse und Forderungen eines Insiders

BONIFATIUS

Bibliografische Information der Deutschen Nationalbibliothek:
Die Deutsche Nationalbibliothek verzeichnet diese Publikation in der Deutschen Nationalbibliografie; detaillierte bibliografische Daten sind im Internet über http://dnb.d-nb.de abrufbar.

Klimaneutrale Produktion.
Gedruckt auf umweltfreundlichem, chlorfrei gebleichtem Papier.

FSC www.fsc.org MIX Papier aus verantwortungsvollen Quellen FSC® C011558

Klimaneutral Druckprodukt ClimatePartner.com/53323-2203-1008

Aus Gründen der besseren Lesbarkeit wird in diesem Buch teilweise bei Personenbezeichnungen und personenbezogenen Hauptwörtern die männliche Form verwendet. Entsprechende Begriffe gelten im Sinne der Gleichbehandlung grundsätzlich für alle Geschlechter. Die verkürzte Sprachform hat nur redaktionelle Gründe und beinhaltet keine Wertung. Die in diesem Buch geschilderten Ereignisse und Patientenschicksale entsprechen wahren Begebenheiten, sind aber weitgehend anonymisiert worden.

Umschlaggestaltung: Weiss Werkstatt München, *www.werkstattmuenchen.com*
Umschlagabbildung: © shutterstock/beerkoff
Umschlagfoto: shutterstock/beerkoff, privat
Satz und Druck: Bonifatius GmbH, Paderborn
Printed in Germany

ISBN 978-3-89710-921-6

Weitere Informationen zum Verlag:
www.bonifatius-verlag.de

Gewidmet den Kräften
auf Deutschlands Intensivstationen

Inhalt

VORWORT

Die Corona-Pandemie ist eine Zäsur. Der Weg hindurch ist hart und verlangt uns als Gesellschaft viel ab. Immer wieder müssen wir mit Rückschlägen umgehen und nach neuen Lösungen suchen.

Insbesondere die Intensivkräfte haben mehr als zwei Jahre hinter sich, in denen sie noch einmal mehr über sich hinausgewachsen sind. Daniel Zickler ist einer von mehreren tausend Intensivmediziner*innen in Deutschland, die im Team mit den Pflegerinnen und Pflegern ohne Unterlass um die vielen Leben kämpfen, die durch Corona zusätzlich auf ihren Stationen landen. Mit großem Engagement nahmen und nehmen sie den Kampf gegen dieses neuartige Virus auf, das so viele unerwartete und schwere Schäden im menschlichen Körper verursachen kann. Zusätzlich zu einer Tätigkeit, die bereits im Normalmodus außergewöhnliche Belastbarkeit abverlangt.

Sie halten nun ein Buch in den Händen, aus dem Sie keine Bitterkeit herauslesen, wohl aber empathische Erzählungen und eindringliche Beispiele aus dem Alltag eines begeisterten Arztes, der bei aller Erschöpfung nicht an seiner Profession zweifelt. Denn das ist es bei Daniel Zickler und seinen Kolleg*innen in Pflegeberufen: Profession. Berufung. Leidenschaft, Hingabe und Erfüllung in ihrer beruflichen Tätigkeit, dem oftmals selbstaufopfernden Helfen von Menschen in einer extremen Notlage.

In Berichten, die nicht trocken oder gar unverständlich sind, sondern zum Mitfühlen mitreißen, gibt er Einblick in den turbulenten und stets unvorhersehbaren Alltag auf seiner Intensivstation im Charité Campus Virchow-Klinikum in Berlin. Seine Schilderungen sind schonungslos klar und machen deutlich, wo wir ansetzen müssen, um das, worum es besonders auf der Intensivstation geht, in den Mittelpunkt stellen zu können: „*Menschen in ihrem Kampf an der Grenze zwischen Leben und Tod begleiten*". Daniel Zickler schildert, wovon diese Priorität oft erschwert oder behindert wird. Die Pandemie legt hier den Finger in die Wunde: Unser Gesundheitswesen, um das uns viele in der Welt noch beneiden, droht zu erodieren, weil es auf die heutigen Herausforderungen zu unflexibel reagiert, wir auch hier digital hinterherhinken. Er weist uns darauf hin, an welchen Stellschrauben gedreht werden muss, um zu verhindern oder schnellstmöglich zurückzudrehen, was viele befürchten: einen Exodus der Fachkräfte aus den Pflegeberufen. Weiterbildungen, vielfältige Berufsbildgestaltung, verbesserte monetäre und politische Wertschätzung für Ärzt*innen und Pfleger*innen – all diese Punkte hat Daniel Zickler zu Recht allen Handelnden auf die Agenda geschrieben.

Dieses Buch liefert Analysen, Diagnosen und Lösungsansätze, wie Fehlentwicklungen im deutschen Gesundheitssystem und die Abwanderung der Intensivpflegekräfte aufgehalten werden können: dass vieles durch bessere Organisation, bessere Kommunikation und Austausch geändert werden könnte; einiges jedoch nur durch mehr Ressourcen.

Dieses Buch leistet einen wichtigen Anstoß: die so überfällige gesellschaftliche Debatte über die Situation in unseren Krankenhäusern zu befördern.

Es ist eine Einladung, Veränderungen anzupacken. Veränderungen schaffen Sicherheit für die Zukunft.

Katrin Göring-Eckardt
Vizepräsidentin des Deutschen Bundestags

WAS MIR WICHTIG IST …

Ich bin Oberarzt auf der Intensivstation der Berliner Charité. Ich arbeite als Intensivmediziner auf der internistischen Intensivstation 43i im Virchow-Klinikum. Ich bin Internist und Nephrologe, also Nierenarzt. Seit Jahren befasse ich mich primär mit der Intensivmedizin und kenne diese aus der Perspektive einer internistischen Intensivstation eines Maximalversorgers, einer Universitätsklinik. In diesem Buch rede ich über meine Erfahrungen und stelle meine persönlichen Überlegungen an.

Es ist gut möglich, dass ich Facetten kleinerer Häuser, die ebenso brillante Arbeit leisten, nicht ausreichend berücksichtige. Ich bin auch kein gewählter Ärzterepräsentant, der die Forderungen seiner Fachgesellschaft wiederholt. Manche meiner Vorschläge werden allerdings denen der Gesellschaften ähneln. Sie erheben selbstverständlich keinen Anspruch auf Vollständigkeit. Letzten Endes beschreibe und analysiere ich das, was ich in den vergangenen 14 Jahren in meinem Berufsleben beobachten durfte.

Meine Absicht ist es auch nicht, die Intensivmedizin wichtiger darzustellen als andere medizinische Zweige. Nichts liegt mir ferner, als die Verdienste anderer Bereiche, die den Patienten auf genauso wertvolle Weise dienen, zu unterminieren. Ich denke beispielsweise an das Hausarztsystem in Deutschland, das nicht zuletzt in der Coronapandemie unglaublich große

Verdienste geleistet hat und dessen großartige Mitarbeiterinnen und Mitarbeiter zuvor kaum Denkbares bewerkstelligt haben, manchmal unter sehr schwierigen Bedingungen. Doch ich gebe zu, in diesem System kenne ich mich einfach nicht gut genug aus, deswegen äußere ich mich kaum dazu.

Es geht mir auch gar nicht darum, irgendwen zu kritisieren oder gar an den Pranger zu stellen. Auch wenn viele Menschen unzufrieden sind über verschiedene Entscheidungen in der Gesundheits- und Pandemiepolitik, so ist für mich klar: Alle versuchen, ihr Bestes zu geben. Niemand fällt böswillig falsche Entscheidungen oder führt in böser Absicht schlechte Bedingungen herbei. Die Verantwortlichen haben nicht nur viele Interessen zu berücksichtigen, sondern ihre Entscheidungen müssen immer auch vor Gericht standhalten. Trotzdem bin ich mir sicher: Wenn wir an der einen oder anderen Stelle etwas verändern, könnten wir mit den Fähigkeiten und der Leidenschaft vieler Mitarbeiterinnen und Mitarbeiter der Intensivmedizin einen höheren Standard erreichen. Dafür müssen wir die Fähigkeit entwickeln, uns in die Situation anderer hineinzudenken und sie nachzuempfinden. Empathie und Wertschätzung sind gefragt. Bei der Problemanalyse, der Diagnose wie auch den Lösungsansätzen. Denn ich bin überzeugt: So manche Fehlentscheidung, die in der Politik oder im Management gefällt wird, beruht auf Missverständnissen und Unkenntnis. Und zwar darüber, was „auf Station" eigentlich los ist.

Dieses Buch handelt von der Intensivmedizin. Von der Art und Weise, wie wir diesen Beruf praktizieren, und von ihrer Bedeutung für die Gesellschaft. Es erklärt zunächst, warum ich den Beruf als Intensivmediziner liebe und warum ich ihn trotz aller Herausforderungen mit großer Leidenschaft ausübe und ihn jederzeit sofort wieder ergreifen würde.

Im zweiten Teil geht es um die Probleme, die es uns als Intensivteam enorm erschweren, unseren Job so zu machen, wie wir es am besten können, von uns selbst gewohnt sind und wie wir es uns selbst abverlangen. Wir wollen Qualität einhalten, werden daran aber immer mehr gehindert und dazu gedrängt, Quantität abzuliefern. Dieser Teil handelt von den strukturellen und organisatorischen Problemen.

Covid hat zu diesen Herausforderungen sein Übriges getan und einen erheblichen Beitrag geleistet, die Dinge offenzulegen. Schon vor Corona war die Situation angespannt, der Personal- wie Ressourcenmangel hat uns dann weiter sehr zugesetzt. Insofern hat die Pandemie zwei Dinge getan: Sie hat nicht nur die Probleme aufgedeckt und zur Darstellung gebracht, dass es nicht gut steht um die Bedingungen in der Intensivmedizin. Sie hat auch den Fokus auf die Intensivmedizin gelenkt und uns eine öffentliche Basis gegeben. Viele Menschen haben nun erstmals verstanden, was da genau passiert und welche Bedeutung die Intensivmedizin für die Gesellschaft hat. Leider hat die Coronasituation aber auch die schwierigen Zustände weiter verschärft. Viele Mitarbeiterinnen und Mitarbeiter stoßen an ihre Grenzen oder haben für sich bereits eine Konsequenz gezogen.

Im dritten und vierten Teil des Buches möchte ich schließlich überlegen, was geschehen muss, damit die Bedingungen für das Personal auf den Intensivstationen wieder so werden, dass man es dort länger als ein paar Monate aushält. Was geschehen muss, damit wir diesen Beruf wieder gern ausüben. Staat, Politik, die Gesellschaft, selbst die Patientinnen und Patienten, kurzum alle müssen ihren Beitrag dazu leisten. Denn wir alle haben eine Verantwortung für eine funktionierende Intensivmedizin in diesem Lande. Ich möchte einladen, an diesem Prozess teilzunehmen.

Dieses Buch möchte einen Beitrag leisten, ganzheitlich aufzuklären und Einblicke in die Realität zu geben. Für eine Erneuerung der Intensivmedizin in Deutschland. Ich hoffe, es kann die Diskussion fördern, wie man die Bedingungen für die Menschen, die mit der Situation ganz unmittelbar konfrontiert sind – das Personal, aber vor allem die Patientinnen und Patienten –, in Zukunft verbessern kann. Schon jetzt sind wir zu unglaublichen Leistungen imstande. Unter dem Brennglas der Coronapandemie wurde vieles sichtbar. Beständiges, aber auch die dringend anzugehenden Maßnahmen. Was es jetzt braucht, ist die Entschlossenheit, notwendige Dinge wirklich in die Tat umzusetzen.

EIN WUNDERBARER ARBEITSBEREICH

REANIMATION DELUXE

Ein Adventssonntag im Jahr vor Corona: Die Visite liegt hinter mir, und so kehre ich am Mittag nach Hause zurück, in der Hoffnung, den Nachmittag mit meiner Familie verbringen zu können. Wir vier gemeinsam beim Adventskaffee mit Weihnachtsliedern, -geschichten und Marzipanstollen …

Alles ist ruhig und bleibt ruhig. Der Nachmittag kann kommen. Wir zünden die Kerzen an, decken den Tisch und genießen die Zeit.

Es ist 17 Uhr, als mein Telefon klingelt. Mein Kollege, der Dienst auf Station hat, ist dran. Eigentlich will ich gerade meiner Frau helfen, das Geschirr in die Küche zu räumen. Ich stelle es wieder zurück auf den Tisch. Unsere beiden Töchter sind schon an mir vorbei in ihr Kinderzimmer gestürmt. Aus lauter Vorfreude. Endlich wieder Zeit mit Papa, denken sie bestimmt. Vermutlich waren sie deswegen eben am Tisch kaum noch zu halten. Mein Blick geht zu ihnen, während am Ohr mein Kollege bereits loslegt. Er schildert mir den Sachverhalt, der sich gerade in einem anderen Krankenhaus von Berlin abspielt:

„Er hat seit zehn Minuten Kammerflimmern, das auch auf Elektroschocks nicht reagiert.“ Ein Patient liege dort auf dem Herzkatheter-Tisch und werde reanimiert. „Die Anfrage lautet, ob wir mit dem ECMObil hinkommen und ihn an die Herz-Lungen-Maschine anschließen können.“

„Viel Zeit zum Nachdenken haben wir da aber nicht“, antworte ich ihm. Binnen Sekunden sehe ich den Ablauf der nächsten Minuten vor mir: Wie ich mit dem Auto in die Klinik fahre, dort meinen Kollegen und das ECMObil abhole und wir per Einsatzfahrt einmal quer durch die Stadt rasen und dann den Patienten anschließen. Adventsstimmung passé.

Deutlich für den Patienten und das ganze Unternehmen, bei dem es um Minuten geht, spricht, dass er auf dem Katheter-Tisch reanimationspflichtig geworden ist. Das bedeutet, es gab keinen Zeitraum, in dem er unbeobachtet ohne Kreislauf „herumgelegen“ hatte. In dieser Zeit wären sonst Gehirnzellen abgestorben. Dadurch, dass die Kollegen ihn aber sofort reanimiert haben, müsste sein Gehirn gut durchblutet sein.

Gegen die ganze Aktion spricht allerdings die Zeit an sich. Bis wir überhaupt vor Ort sein könnten, würde es dauern. „Was soll's“, sage ich, „wir fahren hin und schauen uns das mal an.“ Der Adventskaffee und die Zeit mit der Familie sind abrupt vorbei. Ich renne zum Auto, fahre unter Missachtung mancher, aber nicht aller Verkehrsregeln in die Klinik, und von dort gemeinsam mit dem Kollegen im ECMObil in das andere Krankenhaus.

In solchen Situationen zählt jede Sekunde. Da muss alles sitzen. Selbst die Einsatzfahrt. Doch ausgerechnet jetzt mache ich eine Extrarunde. Von den beiden Einfahrten des Krankenhauses nehme ich die falsche. Ich muss wieder raus, wenden. Die andere Einfahrt nehmen. „Mann, was mache ich denn hier?", fluche ich. Das kann doch kaum noch was werden, denke ich mir.

Mit drei großen Taschen aus dem Auto rennen mein Kollege und ich ins Krankenhaus und schnurstracks Richtung Herzkatheter-Labor. Dort ist richtig was los. Die Kollegen waren nämlich ganz schön clever und haben sich von der Berliner Feuerwehr ein Notarzteinsatzfahrzeug dazu gerufen, das über eine mechanische Reanimationshilfe verfügt. Ein Gerät, das automatisiert den Brustkorb bis zu 80-mal in der Minute komprimiert, so also die von Menschen gespendete Herzdruckmassage ersetzt, dabei allerdings einen Höllenlärm macht und einfach absolut martialisch aussieht. Wer den Einsatz dieser Hilfe mal miterlebt hat, den überrascht es nicht, dass es angesichts ihrer Kompressionskraft auch gelegentlich zu lebensbedrohlichen Blutungen beim Patienten kommen kann.

Mitten in diesem Setting bauen mein Kollege und ich nun die von uns mitgebrachte ECMO auf, die unter Laien auch als Herz-Lungen-Maschine bekannt ist und seit der Coronapandemie weltweit eine Aufmerksamkeit erlebt hat wie nie zuvor in ihrer mittlerweile 50-jährigen Geschichte. Später noch mal mehr dazu.

Mit den Kanülen geht's nun los. Zunächst legen wir die „Hergabe-Kanüle", die das Blut aus dem Patienten befördert, um es im Gerät mit Sauerstoff anzureichern. Kein Problem! Die Kanüle sitzt. Die „Rückgabe-Kanüle" bereitet uns allerdings Probleme. Der Mann hat nicht nur verkalkte Herzkranzgefäße, auch die Leistengefäße sind betroffen. Zudem ist das Durchführen der ganzen Prozedur unter einer Reanimation nicht einfach, weil eben nicht viel Blut ankommt und man auch keinen Puls spürt. Doch dann gelingt es uns: „Punktion!"

Das Blut kommt zurück. Anschließend wird über die Nadel ein dünner Draht vorgeschoben. Kein Problem! Nun schieben wir immer größere sogenannte Dilatatoren, die die Arterie aufdehnen, ins Gefäß und zum Schluss schließlich die daumendicke Kanüle, die drinbleibt, um das Blut wieder in den Körper zurückzuleiten. Nach zwei, drei Versuchen gelingt es uns, das verkalkte Gefäß aufzudehnen und anzuschließen. Heißt: Wir starten die ECMO. Zum Schluss legen wir dem Patienten noch eine kleine Kanüle in die Arterie des Beins. Das machen wir, um zu verhindern, dass sein Bein abstirbt, da an der in der Leistengegend sitzenden Rückgabe-Kanüle kaum Blut vorbeikommt.

Jetzt machen sich die Kardiologen des Krankenhauses wieder ans Werk. Sie dehnen die Engstelle im Herzkranzgefäß des Patienten auf, sodass die Ursache für die Reanimation behoben ist. Dann wird der Patient zum Transport bereit gemacht und wir nehmen ihn am Abend mit ins Virchow-Klinikum, um ihn dort auf der Intensivstation weiter zu versorgen.

***

Ein solcher „Besuch" von uns als Intensivmedizinern und ECMO-Spezialisten in einem anderen Krankenhaus läuft nicht immer so fantastisch ab wie der, den ich gerade geschildert habe. Leider erleben wir es oft ganz anders, dass die Kolleginnen und Kollegen der Heimmannschaft sich, sobald wir da sind, zurückziehen – ganz nach der Devise: „Viel Glück, ihr seid ja die Experten, wir gehen dann mal …" Nicht so hier. Die Zusammenarbeit mit den Kardiologen vor Ort war geprägt von großem gegenseitigem Respekt und einer ausgeprägten Hilfsbereitschaft. Sie hatten uns nämlich dazu gerufen, weil wir von der Charité mit der ECMO ein Instrument besitzen, das sie nicht in ihrem Werkzeugkasten haben. Ihrer unbestrittenen Kompetenz tat dieses Hilfegesuch aber keinen Abbruch, und das Verständnis merkte man auch an ihrem Auftreten und ihrem großen Entgegenkommen. Wir arbeiteten Hand in Hand zusammen, so wie es sich gehört.

In der Notfallmedizin gibt es ein ungeschriebenes Gesetz. Es lautet, dass in Notfallsituationen konsequent geduzt wird. Ich finde, das unterstreicht, dass Medizinerinnen und Mediziner wie Pflegefachkräfte ungeachtet der unterschiedlichen Fachdisziplinen und Hauszugehörigkeiten ein Team mit einem gemeinsamen Ziel sind: Leben zu retten.

Zum kollegialen Miteinander, dem Duzen mir fremder Menschen auf mir fremden Intensivstationen, hat auch die Coronapandemie ihren Beitrag geleistet. Wir haben die Herausforderungen alle als großes Team gemeistert, wir sitzen bei solchen Erfordernissen alle in einem Boot. Deswegen duze ich jetzt eigentlich alle Intensivmediziner, und ich habe darüber noch keine Klagen vernommen.

Dieses Buch enthält im Titel das Wort Kampf, weil es auf der Intensivstation genau das ist. Ein Kampf. Ein Kampf um jeden Atemzug. Wir kämpfen mit allen Mitteln und aller Kraft um die wertvollste Ressource auf der Welt: das Leben. Viele Menschen werden dabei von uns unter anderem ins Koma gelegt, und sie haben berechtigte Angst, daraus nie wieder aufzuwachen, weil mitunter ihre Grunderkrankungen zu aggressiv und nicht behandelbar sind. Unsere Aufgabe ist es, über sie zu wachen und alles dafür zu tun, dass sie die akute Erkrankung hinter sich lassen. In manchmal ausweglosen Situationen prüfen wir, ob es nicht doch noch eine Möglichkeit gibt, den Menschen, den es da gerade erwischt hat, zu retten. Immer versuchen wir, ethische Gesichtspunkte zu berücksichtigen, doch manchmal kommt es dabei auch zu ethischen Konflikten. Wenn der Einsatz an Ressourcen auf der einen Seite und die schwindende Hoffnung auf ein Leben, das für den Betroffenen als erträglich gilt, in keinem vernünftigen Verhältnis mehr stehen. Doch um Leben zu retten, betreiben wir einen riesigen Aufwand. Einen Aufwand an personellen, zeitlichen, finanziellen und kräftemäßigen Ressourcen. Auch für uns ist das Ganze ein Kampf geworden. Ein Kampf um jeden Atemzug. Ein Dauerlauf, der so manchen hat atemlos werden lassen. Wir kämpfen um Wertschätzung, Betten, Gelder, Material, mittlerweile auch um Personal und die eigene Arbeitszeit.

Ob nun Patient oder die eigenen Ressourcen – jeder Intensivmediziner, jede Pflegefachkraft bewegt sich da an der Grenze des Machbaren, manchmal auch an der Grenze des Erträglichen, in jedweder Hinsicht. Wir zahlen einen hohen Preis für unseren Job. Wer nachts durcharbeitet und dann am nächsten Tag durschlafen muss, um abends wieder fit zu sein, um todkranke Leute zu versorgen, hat ein eingeschränktes Privatleben. Und wer immer unter Druck steht, der steht tatsächlich immer unter Druck. Angst vor Fehlern, Schuldgefühle, stressgetriggerte Erkrankungen – all das zählt zu unserem Risiko.

Aber auf der anderen Seite erhalten wir im Gegenzug ungeheuer viel zurück: die Dankbarkeit der Patienten und der Angehörigen, Erfolgserlebnisse, die Erfahrung, was exzellente Medizin herausholen kann, das Zusammengehörigkeitsgefühl durch ein fantastisches Team … Die Liste ließe sich lange fortführen. Die Vorteile lassen sich eigentlich am besten daran zeigen, wie die Geschichte damals endete.

***

Am nächsten Tag kam ich mit der Ehefrau des Patienten ins Gespräch. Ich interessiere mich immer sehr für die Hintergründe der Patienten und frage, was sie vorher beruflich gemacht haben und welchen Hobbys sie nachgegangen sind. Seine Frau fing an zu erzählen. Ich merkte schnell, dass sie größten Respekt vor ihrem Mann hat und er eine extrem wichtige Rolle in ihrem Leben spielt. Fast beiläufig erzählte sie mir: „Gestern war sein 60. Geburtstag. Wir waren essen, aber er fühlte sich nicht gut. Wir sind dann wieder nach Hause gegangen." Und als es ihm dann immer schlechter ging, sei sie mit ihm in die Notaufnahme gefahren. Nie hätte er Herzrhythmusstörungen oder sonstige Probleme gehabt, versicherte sie mir noch. Nun sei sie einfach bloß dankbar, dass er bei uns sei und diese Maximaltherapie erhalte.

Sein Herz ist mittlerweile stabil und gibt Anlass zur Hoffnung, dass das Allerschlimmste überstanden ist, auch wenn er noch an drei Geräten (Dialyse, Herz-Lungen-Maschine und Beatmungsgerät) sowie mehr als zehn Spritzenpumpen angeschlossen ist. Dennoch habe ich so meine Erfahrungen, was viele negative Verläufe nach Reanimation betrifft, bei dem zwar das Herz wieder schlägt, das Gehirn aber unwiederbringlich geschädigt ist. Daher schenke ich den Angehörigen immer reinen Wein ein und stimme sie auf das Schlimmste ein. „Meine Hauptsorge ist, dass sein Gehirn großen Schaden genommen haben könnte." Aus diesem Grund wird der Patient gekühlt bei 33 °C, in der Hoffnung, dass dadurch sein Gehirn geschont wird. Eine Praxis, an deren Nutzen zuletzt Zweifel aufgekommen sind.

Insofern bleiben berechtigte Zweifel: Wird er es schaffen? Wird er wieder ganz gesund werden? Oder gravierende Einschränkungen haben? Immerhin hatte sein Herz 60 Minuten lang nicht geschlagen, das ist kein Pappenstiel.

Unsere Hauptsorge ist also der Zustand, den Neurologen Zustand der reaktionslosen Wachheit nennen. Heißt auf Deutsch: keine Möglichkeit der Kommunikation oder Wahrnehmung. Ein Mensch, der praktisch nur atmet. Ein Albtraum, nicht nur für Intensivmediziner. Und gewiss kein Ziel, wofür sie kämpfen. Wir mussten also die neurologischen Untersuchungen abwarten, die erst nach 72 Stunden durchgeführt werden können.

Die Untersuchungen erbrachten hoffnungsvolle Ergebnisse. Die Empfehlung des Neurologen lautete: So schnell wie möglich in die Reha. Wir verlegten ihn daraufhin, sogar als er noch nicht ganz bei sich war. Doch wir wussten nicht, ob sich dieser Riesenaufwand, all unser Einsatz, gelohnt und ausgezahlt hatte, als er unsere Station verließ.

Ein paar Wochen später meldete sich seine Frau bei uns, um sich zu bedanken. Er sei wieder ganz der Alte und könne in der Reha bereits wieder seiner Beratertätigkeit nachgehen. Unglaublich! Ich hatte keine Worte dafür und war einfach froh, dass sich all unser Aufwand für ihn gelohnt hatte.

Einige Monate später kam er uns sogar selbst besuchen. Er war wiederhergestellt, geistig voll auf der Höhe. Wir nutzten die Gelegenheit und machten ein paar Fotos. Ich bin bis heute mit ihm und seiner Frau in Kontakt und freue mich immer, wenn sie sich melden oder vorbeikommen. Zwei Jahre ist das Ganze nun her, und ich habe vor wenigen Wochen einen Brief von ihm erhalten, in dem er dankbar schreibt, wie gut es ihm weiterhin gehe.

Seine Geschichte werde ich nie vergessen. Oft, wenn ich ausgelaugt bin, der „Laden" schlecht läuft und alle unzufrieden sind, hole ich seine Briefe hervor. Geschichten wie diese gibt es bei allem Leid, bei allem Sterben zuhauf. Wir müssen sie uns vor Augen halten, nicht um selbstgerecht oder eitel zu werden, wie toll man ist. Nein, die Gewissheit, dass unsere Mühe auch einen Sinn hat und Menschen hilft, ist für einen selbst und das ganze Team so wichtig wie vergleichsweise Tore für einen Spieler und Siege für eine Fußballmannschaft.

EIN GANZ NORMALER TAG

Für mich ist die Intensivmedizin der schönste Arbeitsbereich der Welt. Wäre sie ein Film, würde ich sagen, sie vereint Action, Gefühle und Krimi. Als Intensivteam haben wir nämlich wie in einem spannenden Krimi oft den Tod vor Augen. Das ist gewiss nicht schön, aber eben unser Alltag. Doch diese Tatsache vergegenwärtigt uns, wie wertvoll jeder einzelne Tag ist, den wir als Menschen leben und genießen dürfen.

Als Medizinerinnen und Mediziner sowie Pflegefachkräfte lernen wir unglaublich viele Menschen in ihren schwächsten Momenten kennen und versuchen, für sie viel zu erreichen. Aus Sicht der Intensivpflege machen wir, salopp gesagt, ganz schön viel Action. Doch wir wissen auch: Vor der „intensivmedizinischen" Wahrheit und den Fakten ist am Ende jeder Mensch gleich, egal ob Hartz-IV-Empfänger oder Manager. Die Intensivmedizin macht da keinen Unterschied. Wir sind gefordert, mit medizinischen wie auch unseren menschlichen Möglichkeiten dem einzelnen Menschen zu helfen, der uns in seiner schwächsten und vulnerabelsten Lebenssituation anvertraut ist – und wenn nichts mehr geht, eben auch in seinem Sterben.

Die Anspannung ist bei jedem von uns hoch, der Druck oft immens. Das bringt Emotionen mit sich, die an niemandem einfach so vorübergehen. Man schiebt zwar während des Dienstes manches beiseite, ist Profi und ganz bei der Sache, aber spätestens nach der Schicht, wenn man den Tag oder die Nacht noch einmal Revue passieren lässt, kommt da viel hoch. Das Erlebte sucht sich seinen Kanal und will verarbeitet werden.

Letztlich ist da aber auch noch das Team an sich. Niemand von uns macht diesen Job allein. Man darf Teil eines wunderbaren Teams sein und erfahren, was es bedeutet, Unterstützung und Hilfe zu bekommen – sei es bei der anspruchsvollen Arbeit wie auch einem Gespräch nach Dienstschluss. Und ja, unsere Bedingungen sind manchmal schwierig …

Ich möchte Einblick schenken, was es heißt, Arzt auf einer Intensivstation zu sein. Zwar hat es in der Coronapandemie schon viele Fernsehbilder von Intensivstationen gegeben. Selbst wir waren mit der vierteiligen Doku „Charité intensiv" des rbb ein Teil davon. Doch mir ist es wichtig, exemplarisch mal so einen Tag zu schildern. Was passiert da eigentlich? Mit welchen Herausforderungen haben wir auf der Station zu kämpfen? Und wie behält man Ruhe und Konzentration, wenn Alarmtöne zur täglichen Hintergrundbeschallung gehören wie das Vogelgezwitscher im Garten? Natürlich wird mir das nicht so eindrücklich gelingen wie mit einem Fernsehbild, auch werde ich darauf verzichten zu schildern, wie oft wir eine Schutzausrüstung gegen Covid oder Krankenhauskeime an- und ablegen und wie lange das Umziehen dauert. Aber mir ist es wichtig, einmal zu beschreiben, was sich bei uns so alles abspielt. Damit sich in Zukunft etwas ändert und Sie mitbekommen, warum ich diesen Beruf trotz allem so sehr liebe.

***

Ein Tag, besser gesagt ein Dienst, beginnt auf unserer Station mit der ärztlichen Übergabe. Sie dauert 60 Minuten und kann je nach Anzahl der Unterbrechungen durch Notfälle oder notfallmäßige Bettenanfragen auch mal 90 Minuten in Anspruch nehmen. Vier Ärztinnen und Ärzte der Nachtschicht übergeben an vier Kolleginnen und Kollegen der Tagschicht. Wir sitzen mit Kaffee oder Tee bestückt abseits der Alarme und Pieptöne in einem Raum. Per Computer und Beamer schauen wir uns die Patientenkurven mit den Blutgasanalysen, die Röntgenbilder und die Aufnahmen der Computertomografie an.

„Wie hat sich der Patient mit dem akuten Leberversagen entwickelt? Gab es ein Organangebot für den Patienten?"

„Wie ist die Beatmungssituation bei der Patientin mit der schweren Lungenentzündung?"

Das Telefon klingelt. „Der Blutdruck von der Patientin in Zimmer 4 bricht ein, sie spricht auf die Gabe von Kreislaufmedikamenten nicht mehr so recht an. Da muss jetzt mal jemand kommen", sagt die Pflegefachkraft. Eine Assistenzärztin flitzt los, um zu sehen, was mit der Patientin ist. Weiter geht's mit der Übergabe ...

Ein Kollege berichtet: „Aufnahme heute Nacht in Zimmer 8: 55-jährige Dame von der Normalstation mit Leukämie. Beginn der Chemotherapie vor einigen Tagen und nun quantitative Bewusstseinsminderung. Wir mussten sie beatmen, mit Kathetern versehen. Im Anschluss sind wir dann ins CT gefahren, da war aber nichts, was die Symptomatik erklärt hätte. Wir haben noch um 1 Uhr nachts die Liquorpunktion (Nervenwasserprobe) gemacht. Eine Meningitis (Hirnhautentzündung) scheint sie auch nicht zu haben."

„Hm ... Wahrscheinlich liegt es an ihrer Infektkonstellation. Da muss noch mal der Neurologe seinen Senf dazugeben. Der wird ja wahrscheinlich ein MRT wollen. Ich glaube, das können wir schon mal anmelden. Gekrampft hatte sie nicht?", frage ich nach.

„Kein Laktat, CK normal."

„Ich melde mal noch ein EEG an."

„Okay, wir müssen weiterkommen. Da draußen ist gut was los."

Fokussierte, problemorientierte Übergabe bis zum Schluss. Zwischendrin kommt die Kollegin wieder, die eben zum „Lebenretten" weg war. Sie verkündet: „Die Patientin ist wieder stabil."

„Okay, also der Patient hier hat jetzt verdoppelte Katecholamindosen (Maßnahme bei einem septischen Schock (Blutvergiftung)) und der Hämoglobinwert fällt. Ich habe die Endoskopie angerufen und gebeten, ihn heute als Ersten zu spiegeln. Die müssen kommen und da reinschauen, ob der im Magen blutet. Vier Erythrozyten-Konzentrate sind bestellt. Aber der muss jetzt erst mal intubiert und beatmet werden, sonst geht die Aktion nach hinten los."

„Super, so machen wir es! Schönen Feierabend an den Nachtdienst", sage ich.

Wir als Tagdienst sind nun gebrieft und können durchstarten. Wir fangen da an, wo die Kolleginnen und Kollegen aufgehört haben. Schnurstracks geht es in die Situation der Patienten. Vielleicht ist das Ganze vergleichbar mit einem Wechsel der Feuerwehr bei einem Waldbrand. Nun stehen wir vorne und löschen, wo das „Feuer" gerade wütet. Jedenfalls kommt es mir manchmal so vor. Oder wer lieber für den Vergleich ein Bild mit einem Auto mag: von null auf hundert in weniger als fünf Sekunden.

Geleitet von den schrillen roten Alarmen, die leuchten und schellen, wenn der Blutdruck unter der kritischen Marke von 90 systolisch ist und die Herzfrequenz über 120 Schläge/h geht, treffen wir vier Ärztinnen und Ärzte in dem Zimmer ein, in dem an diesem Morgen bereits besonders schlechte Stimmung herrscht. Tagdienstpfleger Manni hat ein chaotisches Zimmer und den wohl gerade instabilsten Patienten des Hauses übernommen. Zwanzig Jahre ist Manni schon dabei und hat gefühlt alles gesehen. Doch Chaos hat er überhaupt nicht gern. Entsprechend mies ist seine Laune. „Bevor hier irgendjemand endoskopiert werden kann, braucht dieser Patient erst mal einen Tubus, und zwar hurtig." – „Ja, Manni. Haben wir uns auch schon überlegt, aber gut, dass du d'accord bist." „Hab schon alles vorbereitet. Narkose mit Mida, Esketamin, als Muskelrelaxans Rocuronium. 8er-Tubus, 4er-Spatel für die Intubation. Ist das genehm?" – „Ja, Manni."

Dem Patienten erklären wir noch, was wir gleich vorhaben. Reden und informieren ist wichtig – auch wenn der Patient selbst es kaum noch registriert. Er ist schon weit weg und nimmt das alles um ihn herum wohl nur noch peripher wahr. Also Attacke! Den Assistenzarzt schicken wir derweil schon mal durch die anderen Zimmer, damit er nach dem Rechten sieht und uns nichts akut Gröberes durch die Lappen geht.

Bei der Blitz-Intubation kommt uns zunächst ein Schwall Blut aus dem Magen entgegen, die Kollegin saugt ihn schnell ab und platziert sogleich gekonnt den Tubus. Die Kreislaufmedikamente gehen weiter durch die Decke.

„Ist das Blut schon da?"

„Ja, gerade angekommen."

Kurz darauf trifft das Endoskopie-Team ein und führt die angekündigte Magenspiegelung durch. Sie finden blutende Krampfadern in der Speiseröhre. Nicht gut. Die Folge einer alkoholischen Lebererkrankung.

Nach sechs Erythrozyten-Konzentraten, einigen Frischplasmakonserven sowie reichlich Gerinnungsprodukten für den Patienten und einem Kaffee für Manni sieht die Welt hier im Chaos-Zimmer schon wieder anders aus. Immerhin steigen die Katecholamine nicht weiter, der Gipfel ist erreicht. Richtig gut geht es ihm aber noch nicht, das liegt unter anderem an der Prognose …

Der Mann ist mit seinen 62 Jahren zwar nicht wirklich alt, aber seine Gesamtsituation ist schwierig: Die Leberfunktion ist aufgrund seiner Grunderkrankung schlecht. Eine Transplantation wird schwierig, da er bis kurz vor Aufnahme reichlich Pfefferminzlikör genossen hat. Die Haarprobe zwecks eines Nachweises von Alkohol könnten wir uns so gut wie sparen. Was dabei rauskommt, weiß schon jeder. „Gut, wir versuchen ihn jetzt mal zu stabilisieren", sage ich, „wir schauen, wie die Welt in 72 Stunden aussieht. Vielleicht fängt er sich ja und mit ihm seine Leberfunktion."

Die Kolleginnen und Kollegen widmen sich nun den anderen Patienten, visitieren, sichten Laborbefunde und bereiten alles dafür vor, um mit einem beatmeten Patienten runter in den Keller zur Computertomografie zu fahren. Der Mann hatte eine Hirnblutung erlitten und heute steht ein Kontroll-CT seines Kopfes an. Der Aufwand für diese Aufnahmen gleicht den Vorbereitungen für eine Weltreise. Nur haben wir eigentlich kaum Zeit dafür. Diese Aktion im Hinblick auf die Verfügbarkeit unserer Pflegekräfte in den Zimmern ist ein gewaltiger Einsatz: Zwei Pflegekräfte sind nun ein bis zwei Stunden lang damit beschäftigt, alles für den Transport vorzubereiten und für den Fall der Fälle dabeizuhaben. Für sie heißt es jetzt: Transport-Beatmungsgerät vorbereiten, Medikamentenpumpen neu befüllen und aus der Wandhalterung ins Bett legen, Notfallmedikamente in ausreichenden Mengen aufziehen und mitnehmen, Notfalldefibrillator, Beatmungsbeutel, Notfallrucksack bereithalten. Ein letzter Check. Alles dabei? Wäre blöd, bei einem Notfall erst mal zehn Minuten auf Station zurückjoggen zu müssen. Geübte

Griffe machen aus dem Intensivbett eine mobile Intensivstation. Auf geht's! Und die ganze Prozedur nach der CT-Aufnahme noch einmal zurück.

„Okay, den können wir wach werden lassen", entscheide ich. „Das CT sieht gut aus. Wenn er Aufforderungen befolgt, wird er extubiert."

Ich habe die Anweisung gerade zu Ende formuliert, da sehe ich, wie die Pflegeleitung mit einer ernsten Miene auf mich zu schlendert: „Wenn du 'ne Minute hast, können wir dann mal reden?" Ich muss schlucken. Ich meine, allein diese Einleitung, diese Art von Formulierung deutet auf nichts Gutes hin. Irgendwas ist da jetzt schiefgelaufen oder von der Beziehung her in die Hose gegangen. Oder nach dem Wörterbuch „Krankenhaus – Deutsch" übersetzt: Entweder hat sich jemand aus meinem Team mit einer Pflegekraft angelegt oder wir haben noch schlimmere Personalsorgen als sonst. Und alle, die diesen Satz schon einmal gehört haben, wissen auch: Die angekündigte „Minute" ist unausweichlich. Bei ihr gibt es nur ein Jetzt oder Später. Doch da es sich nicht lohnt, Probleme auf die lange Bank zu schieben, antworte ich: „Jetzt passt's gut! Was ist los?"

„Das wird dir nicht gefallen, aber ich habe bei ohnehin schon schwieriger Personalsituation eine Krankmeldung für den Spätdienst. Damit sind nachher hier bei euch nur 8 statt 10 Leute."

„Hm, das ist schlecht", sage ich und versuche im gleichen Atemzug gegenüber der Pflegeleitung die daraus resultierende Situation noch einmal direkt zu spiegeln: „Das Problem ist natürlich, die Patienten, die da sind, sind da. Abstellen kann ich hier natürlich keine Geräte, damit der Personalschlüssel aufgeht. Aber ich werde niemanden mehr annehmen, der nicht unbedingt zu uns muss." Trotzdem versuche ich eine Lösung zu finden, mit der allen irgendwie geholfen ist: „Auf jeden Fall probieren wir, was planbar ist, im Frühdienst abzuarbeiten, damit nachher schon mal keine Transporte mehr anstehen." Als ich das sage, habe ich das Bild von der CT-Weltreise wieder vor Augen.

Die Pflegeleitung verspricht, noch mal alles zu geben, mehr Personal ranzukriegen: „Aber Leasing werden wir nicht bekommen, das ist für die nächsten Wochen alles verplant. Ich kann nur im eigenen Team nachfragen, aber du weißt ja, wie kaputt die alle sind. Nur mit Mühe und Not habe ich den Nachtdienst komplett bekommen."

„Dann lass uns um 12 Uhr doch noch mal miteinander sprechen, was du erreicht hast, und dann überlegen wir gemeinsam, wie wir das Ganze stemmen", sage ich.

Die Pflege nickt. Mit dieser Zusage werde ich erst mal aus dem Schwitzkasten entlassen. Und ich weiß, das ist kein bloßes Verschieben oder Vertrösten auf die lange Bank. Nein, das ist bei uns ein echtes Miteinander, geprägt von einer „Nur gemeinsam sind wir stark"-Mentalität, die vor allem aus einem bewundernswerten Ethos, aber auch aus der Alternativlosigkeit gespeist ist.

Kurz darauf klingelt das Bettentelefon. Die Notaufnahme ist dran. „Moin! Habt ihr ein Bett? Ich hätte hier eventuell was für euch." „Puh, nee! Also ehrlich gesagt, sind hier alle Betten voll, und wenn ich noch wen aufnehme, brauche ich hier bald Personenschutz. Was hast du denn?" „Einen Herrn aus dem Pflegeheim mit zunehmender Schläfrigkeit, der ein Natrium von 112 hat (normal: 135–145 mmol/l). Übelkeit und Erbrechen hat er auch. Die Vorwerte sind nicht bekannt, aber er hat seit zwei Wochen ein Thiaziddiuretikum (harntreibendes

Medikament) eingenommen. Wir machen noch ein CT vom Kopf, aber das Natrium wird man auf Intensivstation ausgleichen müssen."

„Ja, der muss wohl auf Intensivstation, das sehe ich wie du. Patientenverfügung gibt es nicht, oder?"

„Nein, auch die Tochter habe ich nicht erreicht."

„Gut, aber das Ganze ist ja ohnehin ein akutes Problem, möglicherweise medikamentenassoziiert. Doch ich kann dir kaum Hoffnung machen. Selbst wenn unerwartet ein Bett frei werden sollte, was momentan nicht absehbar ist, kann ich das bei der Besetzung unmöglich belegen. Wenn wir akut helfen können, komme ich runter zu euch. Ansonsten würde ich dich bitten, noch mal auf anderen Stationen und alternativ in anderen Häusern nachzufragen."

„Machen wir so. Danke dir."

Notaufnahmen bewundere ich sehr. Die können bzw. dürfen nie Nein sagen. Munter werden vom Rettungsdienst im Zehnminutentakt schwerkranke oder schwerverletzte Personen vorgefahren, die bei ihnen erstversorgt werden. Und andererseits reagieren alle anderen Stationen genervt, wenn die Notaufnahme anruft, weil sie wissen: Da will jetzt jemand ein Bett haben. Die in der Notaufnahme hängen voll dazwischen, sind trotzdem immer nett und machen einfach einen super Job.

Nach dem Telefonat geht es auf die andere Stationsseite, Zimmer 13. Dort müssen wir jetzt tracheotomieren, das heißt einen Luftröhrenschnitt setzen, damit der Patient morgen in die Reha kann. Ohne Trachealkanüle nehmen die ihn verständlicherweise nicht. So einen Eingriff erhalten Patienten, die voraussichtlich über einen längeren Zeitraum künstlich beatmet werden müssen. Und dieser Patient wird bereits seit

14 Tagen über den Mund mit einem Beatmungsschlauch versorgt, der irgendwann Druckschäden am Kehlkopf verursacht.

Der Patient ist bereits gelagert und befindet sich in Narkose. Ein Kollege hat schon alles vorbereitet, damit wir den Luftröhrenschnitt vornehmen können. Der Tisch ist gedeckt mit allem, was man dafür braucht. Unter anderem mit einem Bronchoskop, um die korrekte Lage überprüfen zu können. Der Kollege setzt an für die lokale Betäubung. Er hält plötzlich inne und will sich versichern: „Die unterschriebene Aufklärung hast du gesehen?"
„Ja", antworte ich. Und auch ich nutze den Moment: „Die Gerinnung ist okay?"

„Ja, alles gecheckt!"

„Guck noch mal auf die Thrombos, bitte!" Während ich auf den Wert warte, sehe ich durchs Fenster, wie im Gang zwei Kollegen von der Normalstation auftauchen. Sind das etwa schon die, die ihre Patienten mit uns besprechen wollten? Doch als sie sehen, womit wir gerade zugange sind, wünschen sie uns per Handzeichen „Gutes Gelingen!" und drehen wieder ab.

„170.000", antwortet mein Kollege.

„Na gut, dann los."

So ein Luftröhrenschnitt dauert etwa 30 bis 40 Minuten. Unserer gelingt gut. Ein kurzes Verschnaufen, ein Schluck erkalteter Kaffee, da klingelt auch schon wieder das Telefon.

Ein Bestatter? – Keine Ahnung, warum der mich direkt auf dem Notfalltelefon für Notärzte anruft. Aber selbst bei so etwas sage ich mir: immer freundlich bleiben. Das habe ich mir zumindest für mich selbst vorgenommen. Deswegen mache ich ihm also auch keine Vorwürfe, sondern höre einfach zu, was der Bestatter denn will. Vielleicht ist sein Anliegen ja wirklich ein Notfall und notwendig.

„Also, wir brauchen ganz dringend einen Leichenpass", sagt er.

„Wie bitte?"

„Na, die Bescheinigung. Für den Leichnam des Patienten, der gestern bei Ihnen verstorben ist. Er soll heute noch in sein Heimatland überführt werden, damit er dort übermorgen bestattet werden kann."

„Ja, und was kann ich da tun?", frage ich ihn erstaunt.

„Wir brauchen eine ärztliche Bescheinigung, dass der Transport des Leichnams unbedenklich ist. Covid und so."

Oh Mann, auch das noch! Der allseits beliebte Papierkram. Ein Notar würde für das Ausstellen solcher Dokumente wahrscheinlich 500 Euro kassieren und sechs Wochen Zeit benötigen. Wir machen das Ganze für lau und zwar sofort, obwohl wir keine Zeit dafür haben. Aber wir sind ja kooperativ, denke ich, atme einmal tief ein und aus. Und dann ertappe ich mich keine Sekunde später selbst dabei, wie ich mich frage, ob das nicht einer der Assistenzärzte übernehmen könnte. Ach ne, geht ja nicht, die sind alle im CT oder sonst wo mit ärztlicher Arbeit beschäftigt. Letztlich macht mir das eigene Gewissen genug Druck, als Arzt die Sache mit dem Dokument selbst in die Hand zu nehmen. Ich will ja auch nicht schuld sein, dass der seinen Flug verpasst, denke ich. Also ran an den Rechner. Irgendwo gab es hier doch so ein Formular. Jo, hier ist es.

„Moment, ich hab's gleich", versichere ich dem Bestatter und setze mich an unseren Rechner. „Okay, drucke ich Ihnen aus, holen Sie es ab?"

„Ja, mache ich."

Den Rest dieser „Ist-ja-schnell-erledigt-Geschichte" kennt jeder, der nur mal eben schnell was ausdrucken wollte und sich nach erfolgreichem Ausdruck wundert, wie fix zehn Minuten vergehen. Hier die Kurzform: Drucker will drucken, druckt nicht. Kein Papier! Arzt sucht Papier. Erst hier, dann da. Arzt fragt nach Papier. Erst hier, dann da. Arzt findet Papier. Nachgefüllt. Drucker druckt.

Bitte nicht falsch verstehen: Wir sind uns nicht zu fein dafür, Papier nachzufüllen, wirklich nicht. Aber die Summe der Aufgaben, die wir streng genommen nicht machen müssten, sie aber doch tun, weil sie sonst keiner erledigt, hält uns allzu oft von den Dingen ab, die nur durch Ärzte bearbeitet werden können: ein Arzt-Patienten-Gespräch, einem Studierenden ein Krankheitsbild erklären, in Ruhe medizinische Befunde würdigen – darum geht es.

Noch ehe das Dokument vollständig ausgedruckt ist, der nächste Anruf. Die Feuerwehr: „Sind Sie abgemeldet? Ich hab hier ‘nen Notarzt in der Leitung, der hat ‘nen Patienten im Pflegeheim reanimiert und sucht ein Bett."

„Was hat der gemacht?!", frage ich.

„Der Notarzt wurde zu einem 86-jährigen Patienten mit Herz-Kreislauf-Stillstand gerufen. Jetzt, nach 30 Minuten Reanimation, hat er wieder Kreislauf."

Spitzentyp, denke ich, dass er den wieder reanimiert bekommen hat. Reanimationen in Pflegeheimen haben gelegentlich ihren Stellenwert, sind aber in den seltensten Fällen (2 Prozent) mit einem für den Patienten erfreulichen Outcome assoziiert. Ich kenne den Fall nicht im Detail, denke aber, dass ich als Notarzt wahrscheinlich nicht allzu lang Wiederbelebungsversuche unternommen hätte. Doch der Kollege hat das so entschieden, und es ist nicht meine Aufgabe, das jetzt zu hinterfragen.

Zurück auf den Boden der Tatsachen und zur Frage nach den Stellplätzen: „Also, formal sind wir nicht abgemeldet. Aber ich habe kein Bett."

Der Feuerwehrmann am Telefon reagiert, wie auch ich wohl an seiner Stelle reagiert hätte: „Ja, also dann kommt der jetzt zu Ihnen."

No way, denke ich mit Blick auf die Nachtschicht und das unterbesetzte Team. Jetzt hilft nur noch betteln: „Guter Mann, ich weiß, es gibt Gesetze, dass ich den nehmen muss, wenn Sie es mir befehlen …, weil wir als Klinik Maximalversorger sind – auch wenn ich mich gerade nicht so fühle. Aber ich sagen Ihnen jetzt: Aufgrund der Covid-Situation mit 8 Patienten an ECMOs und keinem freien Bett werde ich den Patienten hier nicht versorgen können. Wenn Sie ein anderes Haus anrufen und zur Aufnahme überreden könnten, wäre ich Ihnen megadankbar. Und wenn er doch hierher kommen muss, wird meine erste Amtshandlung sein, ein anderes Krankenhaus zu suchen, damit derselbe Notarzt ihn dann dorthin fahren kann. Wäre doch so nicht sinnvoll, oder?"

„Gut, ich helfe Ihnen", sagt der Feuerwehrmann, „ich probiere es woanders."

„Danke!" Und ich spüre förmlich, wie sich unter mein Danke noch das der Spätschicht mischt. Hoch gepokert, denke ich, aber es hat funktioniert.

Mittagszeit! Um 12:30 Uhr gehe ich in die Mensa, um mir was zu essen zu holen, da verstehe ich relativ wenig Spaß. Andere ziehen sich derweil 'ne Butterstulle rein, die sie wahrscheinlich liebevoll gestern Abend geschmiert haben. Auch lecker, aber das muss jeder für sich entscheiden, ob man nun eine Stulle mampft und dabei die Laborwerte am Rechner checkt oder sich nach fast fünf Stunden konzentrierter Arbeit einmal am Tag mit einer ausgewogenen Mahlzeit rauszieht und die Energiespeicher wieder auflädt. Klappt leider auch nicht immer, aber wenn es irgendwie geht, dann gehe ich essen. Ich kann nach über 14 Jahren im Klinikalltag sagen, dass man darauf achten muss, wo man seine Körner isst und lässt, wenn man den Arztberuf lange machen möchte. Und mittlerweile bin ich für mich – durch einige Selbsterfahrungen – zu der Einsicht gekommen: Nur wenn man sich selbst gut versorgt, hat man auch die Power, für andere zu sorgen. Eine warme Mahlzeit gehört für mich dazu.

Auf dem Weg zurück ruft mich meine Kollegin an: „Du, ich wurde gerade von der Hygiene informiert. Frau Hoffmann in der 14 hat jetzt einen VRE." Auch das noch! Ein Nachweis antibiotikaresistenter Keime ist immer schlecht, da die Patientin jetzt isoliert werden muss.

„Tja, dann müssen wir die gute Frau jetzt isolieren. Kannst du dich drum kümmern?"

Die Kollegin sagt: „Ja, kein Problem."

Eigentlich ist die Visite bei uns für 12 Uhr angesetzt. Aufgrund verschiedener Zwischenfälle geht es heute aber erst um 13:30 Uhr durch die Zimmer. Für 24 Patientinnen und Patienten ist die eine Stunde knapp kalkuliert, zweieinhalb Minuten für jeden, um genau zu sein. Da muss schon alles gut vorbereitet sein, damit es zügig vonstattengeht.

Die Stationsleitung gibt mir mittendrin die Rückmeldung, dass er noch eine Kraft überreden konnte, einen Spätdienst zu machen. Seine Schilderung lässt Raum für Gedankenspiele: „Hab ihm ein Angebot gemacht, das er nicht ablehnen konnte."

„Okay", sage ich und schmunzle, „die Details will ich gar nicht wissen." – Er lacht. Immerhin, nun sind es heute Nachmittag neun Leute. Alles andere als toll, die Station ist voll belegt, aber wir müssen da jetzt gemeinsam durch, denke ich. Wie so oft. Irgendwie. Der Pflege sage ich weiter: „Wie gesagt, wir verzichten auf vermeidbare Ausflüge ins CT. Danke dir!" Und dann frotzele ich: „Ach, übrigens von MRT (das bedeutet dreimal mehr Arbeitsaufwand als ein CT) hab ich nichts gesagt." – Ein bisschen Spaß muss trotz allem sein.

Um 14:30 Uhr haben wir Morbiditäts- und Mortalitäts-Konferenz. Das klingt schon, allein wenn man es ausspricht, ein wenig depri. Das sind wir zwar nicht, wenn wir da zusammensitzen, aber das Thema ist auch kein einfaches. Es geht um den Tod. Besser gesagt um die Verstorbenen. Denn es ist vorgeschrieben, dass alle Patienten, die auf der Station verstorben sind, einmal im Monat besprochen werden. Ausgerechnet für heute ist dieser Termin angesetzt. Echt ungünstig, wo die Arbeitsbelastung gerade so hoch ist. Denn es ist ja so, dass dann nicht nur Personal nicht nah am Patienten ist bzw. Ersatz dafür koordiniert werden muss, sondern ein tiefes Reflektieren über das eigene Handeln in solch stressigen Gesamtsituationen generell schwierig ist. Also gehen wir die nicht gerade kurze Liste an Patientinnen und Patienten durch. Alle werden kurz vorgestellt, und es wird gefragt, ob bei ihnen etwas fehlerhaft gelaufen ist oder was in intensiverer Form aufgearbeitet werden müsste: Medikamentenverwechslungen, verpasste Untersuchungen, nicht behandelte, aber nachgewiesene Keime, … Allein eins dieser Vorkommnisse wäre ein Auslöser für eine weitere Konferenz in größerer Runde. Die heute besprochenen Fälle bieten dafür aber keine Anhaltspunkte. Alle sind mehr oder weniger „erwartet“ verstorben, da ihre fortgeschrittenen Grunderkrankungen jede Heilungschance zunichtegemacht haben.

Wenig später ist unsere Schicht vorbei. Um 15 Uhr geht es wieder in unser abgelegenes Zimmerchen mit PC und Beamer, um die Station der Spätschicht, dem nächsten Ärzteteam, zu übergeben. Kaffeezeit also.

Die Patientinnen und Patienten werden wieder innerhalb von einer Stunde besprochen. Zwischendurch kommen noch zwei Konsilärzte hinzu, die wir angefragt und um ihre Fachmeinung zu Patienten gebeten haben. Sie merken aber, dass wir heute zu dezidierten Falldiskussionen nicht aufgelegt sind, schauen sich die Patienten selbst an und hinterlassen uns den Bericht schriftlich.

Ich gebe ein kurzes Briefing ans Team: „Die Pflege ist heute schlecht besetzt. Versucht bitte noch mehr als sonst, unnötige Transporte oder Aufnahmen zu vermeiden. Wenn eine In-House-Rea (Wiederbelebung innerhalb der Klinik) kommt, die wir nicht ablehnen können, geht die erst mal in den Schockraum. Ruft mich lieber früher als später an, dann können wir gemeinsam überlegen, wie wir damit umgehen."

Nach der Übergabe, es ist circa 16:15 Uhr, steht ein Herr, der aussieht, als wolle er Versicherungen verkaufen, ungeduldig in der Tür und fragt, ob wir noch lange brauchen. Wie bitte?, denke ich und frage ihn: „Wer sind Sie denn?" – „Ich bin der Herr David von der Firma Haselhoff, ich mache heute die Einweisung für das Beatmungsgerät, man hatte mich eingeladen." Ich fasse mir an den Kopf … „Ach, du Schande, das war heute?" Das hat uns gerade noch gefehlt.

Es gibt gesetzliche Vorgaben, die besagen, dass alle Ärzte in jedes Medizinprodukt eingewiesen sein müssen. Prinzipiell ist das sinnvoll und gut, aber heute passt das so gar nicht. Die eine Hälfte der Truppe hat eigentlich schon Feierabend und sowieso noch einen Berg an Papierkram – also Dokumentation, die liegen geblieben ist – nachzuarbeiten (auch da gibt es viele Verordnungen, dass die Maßnahmen, die man ergriffen hat, um anderen Menschen das Leben zu retten, dokumentiert sein müssen). Und die andere Hälfte hat gerade eine lange To-do-Liste bekommen und würde sich gern die Patienten anschauen. „Drei Minuten brauchen wir noch", sage ich zu Herrn David. „Schön, dass Sie da sind."

Nach der Übergabe kehrt endlich Ruhe ein. Eine Ultraschalluntersuchung (Sonografie) hatte ich allerdings dem Spätdienst noch versprochen. Die muss sein, ehe ein Patient auf Normalstation verlegt werden kann – was zudem bedeutet, dass in Kürze ein Patient weniger bei uns zu versorgen ist. Kurze Erleichterung fürs Team also. Bei dem Patienten muss ein Harnstau ausgeschlossen werden. Ich hole mir ein Sonogerät, melde die Untersuchung an, damit die Bilder digital auf dem Server gespeichert werden. Denn alles, was nicht dokumentiert ist, wurde nicht gemacht, so sagt es das Gesetz und im schlimmsten Fall der Staatsanwalt.

Die Sono geht schnell. Kein Harnstau. Grünes Licht also fürs Verlegen. Doch das Überspielen der gespeicherten Bilder ins System klappt irgendwie nicht. „Warum funktioniert das hier nicht?“, frage ich halblaut vor mich hin und in den Raum hinein. Ein Kollege in der Nähe antwortet mir: „Das ist schon seit einer Woche so. Der Techniker der Firma muss kommen, Termin steht auch schon fest, das dauert aber so zwei Wochen.“

„Echt jetzt? Wir machen also Untersuchungen, die im System nicht gespeichert werden?“ Schlecht. Ganz schlecht! Doch ich kann das jetzt nicht ändern. Ich schreibe den Befund, wohl wissend, dass ich eigentlich nicht korrekt nach Vorschrift gehandelt habe, da die dazugehörigen Bilder nur im Nirwana des Sonogeräts verbleiben. Ich lege den Bericht ab mit der vagen Hoffnung, dass der Techniker sie bei der Reparatur daraus befreit und auf den Server überspielt. Ein schlechtes Gefühl beschleicht mich.

***

Meine Schicht ist zu Ende. Nicht nur meine. Der gesamte ärztliche Frühdienst fühlt sich, als wäre 9 Stunden lang ein D-Zug 10 Zentimeter nah an ihm vorbeigefahren. Stress pur. Wir alle haben Vollgas gegeben. 120 Prozent. Wir haben trotzdem vieles nicht geschafft. Die Station ist voll belegt mit schwerkranken Menschen. Die Pflege ist unzufrieden und unterbesetzt. Die Feuerwehr hätte uns gerne mehr Patienten zugewiesen. Die Normalstation auch. Die Notaufnahme sowieso. Und ständig ist da der Selbstanspruch, helfen zu wollen und alles richtig machen zu wollen. Und es regt sich das Gefühl, Menschen zu enttäuschen und Regeln nicht hundertprozentig beachtet zu haben und auch irgendwie nicht die Medizin geleistet zu haben, die wir gern gemacht hätten. Aber so sind manche Tage. Nicht alle. Aber viele. Ehrlich! An unserer Motivation lag's nicht. Woran dann?

WARUM DAS GANZE?

Während ich das Buch hier schreibe, hat die Coronapandemie unser Land und die Welt fest im Griff und beeinflusst unser aller Leben. Selbst das Weihnachtsfest konnten wir das zweite Mal in Folge nur im kleinen Kreis der Familie feiern. Außerdem verbrachte ich den letzten Heiligabend ab 21:30 Uhr in der Klinik, um eine 39-jährige Coronapatientin zu versorgen, die später leider starb. So stellt man sich ein Weihnachtsfest nicht vor, aber eine Pandemie macht vor einem Feiertag nicht halt. Und individuell lebensbedrohliche Situationen erst recht nicht.

Der eine oder die andere fragt sich vielleicht, warum macht man überhaupt diesen Beruf als Intensivmediziner über viele Jahre? Dieses permanente Unter-Strom-Stehen, Helfen-Wollen, aber manchmal nicht recht helfen können – hinterlässt das nicht Spuren auf Dauer? Einen Beruf auszuüben, der viele Einschränkungen und private Herausforderungen mit sich bringt: eine ständige Abrufbereitschaft, viel Flexibilität und keinen regelmäßigen Schlaf. Ist das Adrenalin – Menschen retten zu wollen – der besondere Kick dabei und etwa ein ausschlaggebender Faktor?

Nein, wer unbedingt Spannung und Abwechslung braucht, der kann das auch im Kino erleben oder bei Extremsportarten wie Free Climbing.

Auch wenn ich meinen Beruf liebe, muss ich ehrlich sagen: Pflegekräfte und Mediziner der Intensivmedizin zahlen einen hohen Preis für ihren Job. Nicht nur angesichts der täglichen Anspannung im Dienst, nein, sondern auch zu Hause. Denn wer nachts durcharbeitet und dann am nächsten Tag durchschlafen muss, um abends wieder fit zu sein, und todkranke Leute versorgen muss, hat ein eingeschränktes Privatleben. Und wer immer unter Druck steht, ob nun auf Station oder in den eigenen vier Wänden, der steht tatsächlich immer unter Druck. Da sind Ängste vor Fehlern, nicht selten Schuldgefühle und Stress-getriggerte Erkrankungen fast schon an der Tagesordnung und gehören zu unserem Berufsrisiko.

Im Rahmen der Berichterstattung über die Coronapandemie haben viele Medien über die Situation der Patientenversorgung in Deutschland berichtet: Die Pflege trägt einen besonders großen Anteil der Last – nicht nur auf der Intensivstation. Ihre Kräfte sind es, die direkt am Bett stehen, unmittelbar auf Alarmsignale reagieren müssen, zig Medikamente in kürzester Zeit aufziehen, Lagerungsmaßnahmen in engen Abständen durchführen und hierüber detailliert Buch führen. Der Druck ist aber auch bei den beteiligten Ärztinnen und Ärzte sehr hoch.

In der Coronakrise hat sich der Personalmangel, den wir in Deutschland schon vorher hatten, noch weiter verschärft. Insbesondere in meinem Arbeitsbereich, der Intensivmedizin, haben viele aufgrund der Dauerbelastung für sich einen Schlussstrich gezogen. Dass Pflegekräfte nach zwei oder drei Jahren aufhören, habe ich schon öfters mitbekommen und miterlebt, aber dass gestandene Kolleginnen und Kollegen nun nach den Coronawellen die Reißleine ziehen wollen, ist so noch nie dagewesen. Das Applaudieren der Öffentlichkeit zwischen der ersten und zweiten Coronawelle tat zwar gut und war sehr wertschätzend, änderte aber nichts an der Situation auf den Stationen an sich. Corona hat die Versäumnisse vergangener Jahre offengelegt. Und angesichts der Dauerbelastung reagieren nun viele Fachkräfte darauf. Nach einer Umfrage der Deutschen Krankenhausgesellschaft hatten im Oktober 2021 72 % der befragten Kliniken weniger Personal im Bereich der Intensivmedizin als ein Jahr zuvor.[1]

Dass die Moral aufgebraucht und die Arbeitsbelastung in der Ärzteschaft hoch ist, zeigt auch die Umfrage des Ärzteverbandes Marburger Bund.[2] Sie ergab, dass sich 91 % der befragten Ärztinnen und Ärzte regelmäßig erschöpft fühlen. Nun könnte man argumentieren, dass dieser Beruf einfach besondere Belastungen mit sich bringt und Erschöpfung da doch irgendwie vorprogrammiert ist. Nach dem Motto: Ein bisschen Druck ist immer, wer das nicht aushält, hat in der Intensiv- und Notfallmedizin nichts verloren. Auch wenn ich das so nicht unterschreiben würde, ist dies die Meinung manch Außenstehender. Für mich gleichermaßen erwartet wie schockierend waren die Antworten der Befragten im Hinblick auf ihre Zukunftspläne: Nur jeder Fünfte wollte weiterhin sicher im Krankenhaus arbeiten, alle andere waren entweder unsicher (56,5 %) bzw. fest entschlossen (23,5 %), die Klinik zu verlassen.

Das Ganze lässt sich unterstreichen durch eine Umfrage, die in den Vereinigten Staaten durchgeführt wurde. Natürlich ist sie nicht 1:1 auf Deutschland übertragbar; gerade im Hinblick auf Arbeitnehmerrechte, Urlaub und in puncto Krankengeld sind wir hier einige Schritte weiter. Aber die Stimmung und der Umstand, dass die Intensivmedizin einfach ein stressförderndes Arbeitsumfeld ist, bei dem die Mitarbeiterin-

1 Deutsche Krankenhausgesellschaft: „Weniger Intensivpflegefachkräfte durch extreme Coronabelastungen", 3.11.2021, *https://www.dkgev.de/dkg/presse/details/weniger-intensivpflegefachkraefte-durch-extreme-corona-belastungen/*

2 Marburger Bund: „Umfrage: Klinikärzte sind regelmäßig erschöpft – jeder fünfte plant Tätigkeitswechsel", 13.2.2022, *https://www.marburger-bund.de/bundesverband/pressemitteilung/umfrage-klinikaerzte-sind-regelmaessig-erschoepft-jeder-fuenfte*

nen und Mitarbeiter viel leisten müssen, werden auch sehr deutlich.

13.000 Ärztinnen und Ärzte wurden befragt. Es zeigte sich, dass bei der Befragung 60 % aller Notfall- und 56 % aller Intensivmedizinerinnen und -mediziner sich selbst als ausgebrannt bezeichneten.[3]

Dass die Lage im ambulanten Sektor keineswegs besser ist, wurde ebenfalls deutlich: Diejenigen, die im Bereich der Family Medicine (vergleichbar mit der Allgemeinmedizin in Deutschland) arbeiten, bezeichneten sich zu 56 % als Burn-out-gefährdet.

Die Gründe dafür sehen die Befragten nur zu 34 % darin, dass sie zu viel arbeiten. Das ist mehr als ein Drittel, doch den entscheidenden Grund dafür sieht die Mehrheit in überbordender Bürokratie und zu viel Papierkram – nicht in der Patientenversorgung an sich.

Probleme also, die man relativ unproblematisch lösen könnte. Natürlich ist die Dokumentation wichtig, aber sie sollte genauso wie der Datenschutz und vieles andere Sinnvolle für die Mitarbeitenden und Patienten da sein. Wenn wir aber mit diesen Dingen medizinische wie pflegerische Kräfte zusätzlich belasten, sodass sie für ihre eigentliche Arbeit – die Patientenversorgung – keine Zeit mehr haben und dieses komplizierte Handling als Hauptgrund für eine Burn-out-Gefahr sehen, dann haben sie ihr Ziel nicht nur verfehlt, sondern dann sind sie sogar kontraproduktiv.

Zu oft wird im klinischen Alltag eine neue Regel eingeführt, die Sicherheit für die Patienten, bessere Versorgung oder besseren Datenschutz suggeriert. Wenn diejenigen, die sie umsetzen sollen, aber schon mit der eigentlichen Arbeit überlastet sind und Nervenzusammenbrüche die Regel und ein Ärzte-

---

3 Medscape Internist Lifestyle, Happiness & Burnout Report 2022, 18.2.2022, *https://www.medscape.com/slideshow/2022-lifestyle-burnout-6014664#2*

und Pflege-Exodus daraus resultierend die mittel- und langfristige Folge ist, spätestens dann ist es an der Zeit, unsere Arbeitsabläufe zu überdenken.

Mit 39 % gab ein Großteil der Befragten außerdem an, sich von dem Management nicht ausreichend respektiert zu fühlen. – Ich glaube, das hat sehr viel zu tun mit dem vorigen Punkt von überbordender Dokumentationsarbeit und schlechten Arbeitsabläufen. Wenn ständig neue Gesetze, Regeln und Vorschriften kommen, die einer Intensivpflegekraft oder einem Arzt das Leben schwer machen – und seien sie noch so gut gemeint –, dann ist das für viele das Gegenteil von Respekt, es ist vielmehr ein Schlag ins Gesicht.

Ein weiterer Punkt der Umfrage war bemerkenswert und gleichsam besorgniserregend: Von allen Befragten gaben 41 % der Männer und 56 % der Frauen an, ausgebrannt zu sein. Mir sind die statistischen Einzelheiten der Umfrage leider nicht zugänglich, aber ich gehe fest davon aus, dass dieser Unterschied signifikant ist. Über die tatsächlichen Gründe, warum sich ein deutlich höherer Anteil der Frauen als ausgebrannt bezeichnet, kann ich nur spekulieren. Die „Zusatzbelastung" Familie mag hier eine wichtige Rolle spielen, aber dazu sagt die Umfrage nichts. Die Tatsache allein sollte uns aber sehr beunruhigen und wir sollten uns dieses Problems annehmen.

Dass die Befragten seit Covid eine Zunahme des Burn-out-Gefühls verspürten, bejahten 60 % der Frauen und 50 % der Männer. Covid hat im medizinischen Bereich die ohnehin kritische Situation verschärft, so viel ist klar.

All diese Zahlen, ob nun hierzulande oder in den Vereinigten Staaten, sollten uns sehr zu denken geben. Sie belegen, dass die Bedingungen und das Gesamtpaket für einen größer werdenden Teil der Ärztinnen und Ärzte in der Gesamtkonstellation zu unattraktiv sind. Und das bei allen positiven Aspekten, die der Beruf mit sich bringt, und trotz der hohen Eigenmotivation, Patienten in existenziellen Lebenssituationen begleiten zu wollen. Es ist mehr als bedenklich, wenn Fachkräfte, die eine Sinnfrage für sich über viele Jahre beantworten konnten, bedingt durch Umstände nun mit den Füßen abstimmen.

Warum also dann das Ganze, wenn die Bedingungen (dazu später mehr) zum Davonlaufen sind? Wenn die Anspannung so hoch bleibt und der Druck oft immens ist? Wieso also habe ich mich – das fragen Sie sich vielleicht – bewusst für diesen Job entschieden?

Helfen können – ein unglaubliches Gefühl

Ich kann nicht von mir sagen, dass es mein Kindheitstraum war, Leben zu retten, aber eine Faszination dafür gab es bei mir ungefähr ab der Schulzeit. Ich folgte auch dem Leistungskurs Biologie mit großem Interesse, gerade beim Thema Genetik hatte ich viel Neugier an den Prozessen im menschlichen Körper. Auch interessierte ich mich als Jugendlicher für Wirtschaft und Recht, konnte mich aber damals nach dem Abitur nicht so recht festlegen. Ich beschloss daher, den Zivildienst für meine Entscheidung zu nutzen. Als dann aber mein zugesagter Platz beim Rettungsdienst kurzfristig gecancelt wurde, entschied ich mich, den Zivildienst in der Pflege zu leisten. Im Lubinus-Clinicum in Kiel kam ich erstmals mit dieser vollkommen anderen Welt in Berührung. Ich lernte dort in jungen Jahren sehr viel – über Menschen in ihren schwächsten Lebenslagen, aber auch über kollegiales Miteinander und die interprofessionelle Zusammenarbeit von Pflege und Ärzteschaft.

Diese Zeit – von vielen oft tituliert als vermeintlich „verlorenes Jahr“ – hat mir unglaublich viel gegeben. Ich lernte Demut. Ich lernte früh aufzustehen und in einem Team zu arbeiten. Ich lernte Aspekte des Alterns und Sterbens kennen. Und ich lernte, einer Chefin gegenüber loyal zu sein und in herausfordernden Dienstzeiten mit wenig Personal gemeinsam schwierige Situationen zu meistern. Und nette Chirurgen erlaubten mir sogar, während meines Zivildienstes im OP mal über die Schulter zu schauen.

Mein Zivildienst war aber nicht meine erste Begegnung mit der Pflege. Vorher schon erkrankte meine Großmutter an Demenz und wurde zum Pflegefall. Mein Opa und mein Onkel kümmerten sich zu Hause rund um die Uhr mit unglaublicher, bewundernswerter Hingabe um sie. Ich hatte in der Familie also bereits tolle Vorbilder kennengelernt.

Ich glaube, man braucht auch so etwas wie ein Gen dafür, Menschen helfen zu wollen. Denn man kann niemandem eine soziale, helfende Ader anerziehen, der damit gar nichts zu tun haben möchte. Ich kann für mich sagen: Dieses Jahr, das einfach nur im Zeichen des Dienens stand, quasi ohne irgendeine Gegenleistung dafür zu bekommen, war zunächst ein Opfer für mich. Es war anstrengend und ich hätte lieber gleich das Studium begonnen. Rückblickend gesehen aber hat es mich ungemein geprägt und auf Zukünftiges vorbereitet. Persönlich wie beruflich. Es ist ferner ein unglaublich tolles Gefühl, zu merken, anderen helfen zu können. Ich bin mittlerweile überzeugt: So ein Jahr gibt einem jungen Menschen viel mehr Selbstbewusstsein als die Jagd nach Likes und Followern.

Vor etwas mehr als zehn Jahren – mit dem Aussetzen der Wehrpflicht – liefen auch die letzten Zivildienstverhältnisse aus. Eine positive Eigenschaft des Zivildienstes war im Allgemeinen, dass die „Zivis" einen Dienst für die Gesellschaft erbrachten, oft im sozialen Bereich. Die Debatte über die Wiedereinführung der Wehrpflicht und des Zivildienstes kocht seitdem immer wieder neu auf oder wird anders diskutiert, aktuell auch im Zusammenhang mit dem Ukrainekrieg. Einzelne Vorstöße fordern beispielsweise einen Pflichtdienst für alle Schulabgängerinnen und -abgänger. Ein soziales Pflichtjahr für alle? Das Wiedereinführen eines „verlorenen Jahrs", um im Gesundheitssektor die Pflegesituation etwas zu stabilisieren? – Keine schlechte Idee, wie ich finde. Nicht nur aufgrund meiner eigenen persönlichen Erfahrung. Zwar stellt der als Ersatz geschaffene Bundesfreiwilligendienst einen Teil des seit 2011 weggefallenen Personals in sozialen Einrichtungen, aber was wäre, wenn man Zivildienststellen im Rahmen eines Pflichtjahrs wieder einführen würde?

In einer repräsentativen Umfrage von Splendid Research[4] zum Thema Wehr- und Zivildienst sowie zur Zukunft der Pflege und der Bundeswehr in Deutschland wurde 2018 ermittelt, dass 76 % der Befragten angaben, der Zivildienst habe sie gelehrt, soziale Jobs mehr wertzuschätzen. 85 % sprachen sich sogar für die Wiedereinführung eines Gesellschaftsdienstes für Männer und Frauen aus.

Ich bin wirklich niemand, der sagt „Früher war alles besser", aber ich kann an dieser Stelle nur alle ermutigen, für sich selbst in Erwägung zu ziehen bzw. Jugendlichen nahezubringen, ein FSJ zu absolvieren oder an anderer Stelle zu dienen. Wer einen geringen Teil seiner Zeit dafür einsetzt, anderen zu dienen, der wird davon mehr profitieren als jemand, der monatelang nur reist. Nichts gegen Weltreisende und Dauer-Backpacker, aber das Gefühl, anderen Menschen in Notlagen

4 Splendid Research: „Studie: Zukunft der Pflege und der Bundeswehr", *https://www.splendid-research.com/de/studie-wehrdienst-zivildienst*

zu helfen, ist durch nichts zu ersetzen. Und nicht zu vergessen: Dienende Tätigkeiten können sinnstiftend sein.

Mein Sohn wird voraussichtlich mit 17 Jahren die Schule beenden. Wenn er sich für ein Studium entscheidet, wäre er mit 23 möglicherweise Akademiker im Berufsalltag. Junge Leute haben heute theoretisch sehr viel Zeit für das Berufsleben. Wir dürfen nicht ganz vergessen, wie sehr die Gesellschaft darauf angewiesen ist, dass Menschen mal gedient haben. Ich jedenfalls finde es toll, wenn junge Leute sich für ein Freiwilliges Soziales oder Ökologisches Jahr entscheiden. Wir haben in Deutschland tolle Hilfsorganisationen und Projekte, die jede Hilfe gebrauchen können.

Wir haben da oft mehr Zeit, als wir denken. Auch wenn sich viele sehr unter Druck setzen, mit allem mit Mitte 20 fertig sein zu wollen, so kann ich nur beruhigen und sagen: Ihr habt Zeit. Ich selbst bin 13 Jahre zur Schule gegangen. Ich war ein Jahr in den USA als Austauschschüler und habe anschließend das Schuljahr in Deutschland nachgeholt. Erst mit 20 habe ich also Abitur gemacht. Dann folgte das Zivildienstjahr. Das heißt, ich habe mit 21 begonnen zu studieren und mit 28 zu arbeiten – trotzdem war alles okay für mich.

Ein weiterer Aspekt spielte für mich eine wichtige Rolle. Ich bin in einem christlichen Haus groß geworden und lebe selbst den christlichen Glauben. Er beinhaltet zuallererst die Nächstenliebe und das bedeutet vor allem, anderen Menschen in Notlagen zu helfen. Dies kann man in vielen Berufen tun und leben, man hat aber als Mediziner ganz besonders viel Gelegenheit dazu.

Auch das Wissen, dass man als noch so guter Arzt nicht die letzte Entscheidung über Wohl und Wehe, also Leben und Tod hat, ist für mich eine wichtige Erkenntnis, die mir die Ausübung dieses Berufs enorm erleichtert.

Der Eindruck, dass Medizin genau mein Ding sei, bestätigte sich im Studium. Ich hatte große Freude am klinischen Alltag und beim Eintauchen in diese verrückte Welt. Ein weiterer Grund, warum ich mich für das Medizinstudium und gegen ein geisteswissenschaftliches Studium entschied, war übrigens meine Abneigung gegen das Verfassen von Texten. Allein die Vorstellung, Hausarbeiten zu schreiben, war für mich eine Qual. Die einzige Hausarbeit (mal abgesehen von der Doktorarbeit), die ich in meinem Studium schreiben musste, musste ich neu schreiben, weil sie inhaltlich und formal wohl ziemlich daneben war. Danach machte ich drei Kreuze, da ich kein anderes Fach mehr gewählt hatte, bei dem das Schreiben von Hausarbeiten erforderlich war. Dass ich mich nun freiwillig daran setze, ein Buch zu schreiben, ist also eine Ironie des Schicksals.

Ich bin jedenfalls extrem dankbar, in der deutschen Unilandschaft studiert zu haben und nicht ein Studium absolvieren zu müssen, bei dem ich am Ende – so wie in den USA – mit bis zu 300.000 Euro Schulden dastehe. Dennoch hat es mir das amerikanische System, so wie es Inhalte vermittelt, sehr angetan. Ich entschloss mich daher, zusätzlich das amerikanische Staatsexamen zu machen, um in der Lage zu sein, eventuell mal in Amerika arbeiten zu können. Das Ganze war ein unglaublicher Kraftakt, bei dem damals vieles zusammenkam. So absolvierte ich beispielsweise den ersten Teil dieses Examens nur wenige Tage vor der standesamtlichen Hochzeit und zwei weitere wichtige Schritte dafür in den USA. Dabei lernte ich enorm viel dazu, denn die Amerikaner verfolgen medizinisch gesehen einen sehr praxisorientierten Ansatz, der allerdings eine Menge an Wissen voraussetzt.

Nach einem gewissen Hin und Her zwischen Innerer Medizin und Chirurgie entschloss ich mich dann letztlich für die

Ausbildung zum Internisten und habe dies nie bereut. Ich bin meinem Doktorvater und Mentor Ralf Schindler sehr dankbar, dass er sich für meine Einstellung starkmachte. So landete ich in der Nephrologie, einem Teilbereich der Inneren Medizin, die sich mit Nieren- und Hochdruckerkrankungen beschäftigt.

Dieses Fachgebiet ist vielseitig, fordernd und lehrreich wie kaum ein zweites. Als Mediziner muss man allerdings damit leben können, in dieser Disziplin nur selten schnelle Erfolge erzielen zu können. Man sieht viel Leid und behandelt zahlreiche chronisch kranke Menschen. Ich hatte anfangs gedacht, dass dieser Teilbereich eher klein und überschaubar ist. Doch weit gefehlt! Tatsächlich umschließt die Nephrologie unglaublich viele Facetten, nämlich Autoimmunerkrankungen, Elektrolytstörungen, Transplantationsmedizin und die Dialysemedizin. Die Intensivmedizin ist mit ihr eng verquickt. Und wer sich da hineinbegibt, absolviert parallel eine sehr solide Ausbildung zum Internisten, da nephrologische Patienten unabhängig von ihrem akuten Problem immer bei uns landen, egal ob sie gerade eine Lungenentzündung oder einen Herzinfarkt haben.

Aufgrund dieser Vielseitigkeit sowie persönlicher Kontakte und Sympathien, aber auch Bewunderung für „nephrologische Persönlichkeiten“ bin ich dann tatsächlich in der Nephrologie der Berliner Charité gelandet.

Da die internistische Intensivstation unter nephrologischer Führung stand, kam ich nach einigen Jahren (nach Rotationen im Herzzentrum, der Notaufnahme und Dialysestation) auf die Intensivstation und lernte nun diese ebenfalls sehr verrückte Welt kennen. Sie war für mich zunächst ein großer Kulturschock: absolute Reizüberflutung, ständiges Chaos, dauerhaft Alarmsignale, gestresstes Personal, unzufriedene Angehörige und sterbende Patienten. All das war dort an der Tagesordnung, und anfangs gab es da viele Tage, an denen wollte ich einfach nur noch weg. Bis ich dieses ganze „Chaos" zu verstehen und dann halbwegs zu beherrschen vermochte und die Intensivmedizin auch zu schätzen begann, lag ein langer Weg vor mir. Meine Begeisterung und mein Durchhaltevermögen wurden aber auch dadurch gespeist, dass ich tollen Menschen dabei zusehen konnte, wie sie begeistert ihren Job machten. Unglaublich erfahrene Ärztinnen und Ärzte, von denen ich so vieles lernen konnte: die notfallmäßige Versorgung von Patienten wie auch das liebevolle Begleiten sterbender Patienten. Von ihnen ging eine Faszination aus, die mich in meiner Leidenschaft für diesen Beruf bestärkte.

Irgendwann reifte in mir aber auch der Wunsch heran, den ganzen „Laden" irgendwie zu verbessern durch meine eigene Haltung oder ganz praktische Dinge. Ich begann daher, inspiriert von einigen Unternehmern, Führungs- und Produktivitätsmanagern (z. B. Michael Hyatt, Pat Flynn, Gary Vaynerchuk), deren Blogs und Podcasts ich folgte, einen eigenen Blog zu starten, den ich „Medicine with Passion" nannte. (Der Name klingt vielleicht etwas pathetisch, ist aber das, was die Beziehung zu meiner Arbeit am besten ausdrückt.) Die Businessbücher, die ich gelesen hatte (besonders prägten mich hier Autoren wie Jim Collins, Peter Drucker und Patrick Lencioni), halfen mir zu verstehen, wie erfolgreiche Organisationen funktionieren. Und es war mir ein Anliegen, andere an meinen Gedanken und Erfahrungen zur Verbesserung von Zuständen im Klinikalltag teilhaben zu lassen. So diskutiere ich dort beispielsweise auch, wie herausfordernd es ist, das berufliche Engagement mit dem Familienleben unter einen Hut zu kriegen.

Persönlich kann ich dazu sagen: Meine Begeisterung für diesen vielseitigen Job kennt weiterhin kaum Grenzen, auch deshalb, weil man Gutes tun und Menschen helfen kann. Jedoch sind mir mit den Jahren die veränderten Bedingungen – die es manchmal sehr schwer machen, den Job gut zu machen – ein Dorn im Auge. Die Intensivmedizin ist kein Job wie jeder andere, man kommt dabei an die eigenen physischen, psychischen und emotionalen Grenzen, so viel ist sicher. Und wer da gesund bleiben will, braucht ein Umfeld, in dem er selbst auftanken kann und das Ganze mitmacht.

Neben meinem Glauben gibt mir vor allem meine Familie eine Menge Halt. Sie hat viel Anteil daran, dass ich meinen Beruf ausüben kann, und trägt da eine große Last. Meine Frau weiß beispielsweise, dass sie zwei Wochenenden im Monat nicht mit mir rechnen kann und dass ich an einem großen Teil meiner Feierabende Rufbereitschaft habe und gegebenenfalls sofort wegmuss. Sie unterstützt all das ohne Wenn und Aber und macht mir keine Vorwürfe.

Sie weiß aber auch, dass die Familie direkt nach meiner Arbeit kommt. Das heißt für mich, dass ich, wenn ich frei habe, nicht mit den Jungs auf Tour gehe, sondern eben Zeit mit der Familie verbringe. Mein Ziel ist es beispielsweise, an den Tagen, an denen ich auf Station bin, zwischen 18 und 20 Uhr zu Hause zu sein, um eine gemeinsame Mahlzeit und etwas Zeit mit den Kindern zu verbringen. Insofern habe ich da für mich eine Grundregel entwickelt – auch wenn es nach einem langen Tag Kraft kostet: Lieber jeden Tag etwas Zeit und eine gemeinsame Mahlzeit mit der Family verbringen, als wochenlang der Familie fernbleiben und dann im Urlaub vergeblich versuchen, alles nachholen zu wollen. Aus eigener Erfahrung wissen wir: Das klappt einfach nicht! Dementsprechend stressen wir uns auch nicht mit aufwendigen Reisen, von denen wir abgespannter nach Hause kommen, als wir aufgebrochen sind. Wir lieben die Ostsee und neuerdings Mallorca. Fernreisen sind aktuell für uns nur selten dran, vielleicht kommt das irgendwann einmal.

Fakt ist aber: Die Familien von Beschäftigten in der Intensivmedizin tragen eine große Last mit. Das wird oft übersehen, gesellschaftlich wie individuell. Doch aus eigener Erfahrung kann ich sagen: Je früher man das akzeptiert, desto leichter wird es, persönlich Vorkehrungen zu treffen, Erwartungen an allzu große Freizeitaktivitäten zu dämpfen und Enttäuschungen zu vermeiden. Das liegt zum Teil daran, dass ein Großteil der Arbeit anfällt, wenn andere Leute frei haben. Und Herzinfarkte und Leberversagen fragen niemanden nach der Uhrzeit; solche und andere Notfälle müssen sofort behandelt werden. Es gibt aber Umstände, die man anpassen kann und muss, wenn wir wollen, dass es weiter Leute gibt, die den Beruf auf Dauer ausüben. Ich jedenfalls spreche mich deutlich dafür aus: Wir müssen die Intensivmedizin und die Abläufe besser organisieren, wenn wir weiterhin wollen, dass es Menschen gibt, die bereit sind, große Opfer zu bringen und dieses Gesamtpaket als im wahrsten Sinne des Wortes „lebenswert" zu betrachten.

Dass es nämlich auf der anderen Seite viele Benefits gibt, die man als Fachkraft im Bereich der Intensivmedizin erleben kann, steht außer Frage: Da ist die Dankbarkeit der Patienten und der Angehörigen. Es gibt wundervolle Erfolgserlebnisse. Und man macht die Erfahrung, was exzellente Medizin alles herausholen kann. Man erlebt durch einen (hoffentlich) fantastischen Teamspirit auf Station ein tolles Zusammengehörigkeitsgefühl. Die Liste ließe sich lange fortführen. Letztlich begleiten wir Menschen in existenziellen Situationen – und das ist bei aller Verantwortung und aller Last, die zu tragen ist, eine tolle Aufgabe und ein Vorrecht.

DIE MENSCHEN BEGLEITEN

Leid und Freud liegen in der Intensiv- und Notfallmedizin unglaublich nah beieinander. Oder anders ausgedrückt: Es wird viel gestorben bei uns, oftmals plötzlich und unerwartet. Mitten aus dem Leben gerissen – so könnte manchmal die Überschrift einer Patientenakte lauten …

Auf der Intensivstation versorgen wir Menschen, die aus dem Nichts Kreislaufstillstände erleiden und uns zugewiesen werden. Unsere Aufgabe ist, zu schauen, ob man diese Patienten, die „kurz vor tot" sind, nicht doch irgendwie retten kann. Ebenso Patienten nach schwerwiegenden Operationen, wo unklar ist, wie ihr Leben danach wieder sein oder ob es überhaupt noch eins geben wird. Wir versorgen aber auch Patienten, die seit Jahren an unheilbaren Erkrankungen leiden. Und Personen, die mit marginalsten Überlebenschancen auf unsere Station kommen und wir bei der Aufnahme oftmals schon wissen, dass sie mit höchster Wahrscheinlichkeit versterben. Und dann sind da noch Patienten, die aufgrund eines plötzlichen oder langfristigen Organversagens auf eine rettende Transplantation warten und oftmals als Eintrag an ihrer unveränderten Position von der Warteliste gestrichen werden. – All diese dramatischen Fälle klingen nicht unbedingt nach einem angenehmen Umfeld, in dem es schön ist zu arbeiten. Tatsächlich ist es manchmal schwierig, in einem Setting, in dem viele Menschen sterben, den Optimismus zu wahren.

Gelingt es aber, einen hoffnungslosen Fall zurück ins Leben zu bringen, ist das für alle Beteiligten ein unbeschreibliches Glücksgefühl. Kurzfristig, vor allem im unmittelbaren Augenblick, „kickt“ es einfach, jemanden wieder mit so etwas wie einem Blutdruck zu versehen. Aber langfristig ist das Gefühl noch viel besser.

Erst gestern habe ich Post bekommen von einem Patienten, der vor zwei Jahren einen einstündigen Herz-Kreislaufstillstand erlitten hatte und den wir in einer absolut aussichtslosen Situation irgendwie retten konnten. Ja, gelegentlich erhalten wir solche Briefe, geschrieben aus lauter Dankbarkeit. Weil wir nicht aufgegeben haben. Weil wir alles versucht haben. Weil wir da waren – über Wochen oder gar Monate.

Manchmal erreicht uns aber auch ein Brief, obwohl es am Ende nicht gut ausgegangen ist. Wie der von einer Mutter, deren Tochter nach monatelangem Kampf, man könnte auch sagen Siechtum, gegen Leukämie schließlich verstarb. Die Mutter schrieb darin, wie unglaublich bewegt sie war von der Liebe, die ihr und ihrer Tochter vor ihrem Tod von den Mitarbeitenden unserer Station, speziell aber von unserem Pflegeteam, zuteilgeworden war. Sie war immens dankbar, und das obwohl der Albtraum einer jeden Mutter eingetreten war, nämlich der Tod des eigenen Kindes.

Wenn ich ein solch ergreifendes Danke in den Händen halte, merke ich, dass vielmehr noch als Geräte oder Geld die Art und Weise entscheidend ist, *wie* wir Intensivmedizin in unseren Kliniken in Deutschland betreiben und personell machen. Es geht um mehr, als nur Leben zu retten. Es geht darum, den Menschen in der schwersten und fragilsten Phase seiner Existenz zu begleiten – selbst wenn es der Tod ist. Denn an dieser Grenze stehen wir tagtäglich, dort arbeiten wir und kümmern uns um die Menschen, die im Intensivbett liegen wie auch um die, die danebenstehen.

Insofern bemisst sich die Qualität unserer Arbeit darin, wie wir Menschen in ihrem Kampf an der Grenze zwischen Leben und Tod begleiten. Nicht nur medizinisch, sondern in einem viel ganzheitlicheren Sinne. Mit einem Beispiel möchte ich das verdeutlichen:

„Alles, was es gibt"

Ein Anruf von der Normalstation: Eine Patientin soll verlegt werden. Sie habe eine 160er-Herzfrequenz und momentan keinen messbaren Blutdruck. Man sagt uns: „Wenn wir warten, ist es zu spät. Die sind schon unterwegs zu euch."

„Ein Bett haben wir aber nicht", versuche ich noch klarzustellen. Ich lege auf. Eine kurze Info an die Pflege und die zuständige Ärztin, da öffnet sich schon die Tür. „Sie kommen!" Da kein Bett frei ist, muss schnell eine Lösung her: „Ab in den Schockraum!"

Der Schockraum ist ein 20 Quadratmeter großer Raum mit allem, was man für die Notfallmedizin braucht. Und das ist auch gut so, denn nun kommt viel davon zum Einsatz. Jetzt heißt es: hopp oder top?

Die Patientin wird verkabelt und der Monitor angeschlossen. Die Vitalzeichen, die für eine Einschätzung der Patientin erforderlich sind, werden abgeleitet. Es bestätigt sich, was wir bereits vermutet haben: Puls 160, ein Blutdruck von 65 zu 40, Sauerstoffsättigung nicht messbar. „Septischer Schock!" Kurz vor Kreislaufstillstand.

Was jetzt passiert, ist eingespielte Routine: Die Pflege bereitet zu zweit, ohne dass es angesagt werden muss, die Spritzenpumpen für Kreislaufmedikamente und Narkose vor. Danach legt sie alles zur Intubation bereit, denn es ist klar: Die

Patientin ist weit weg und hat keine Schutzreflexe wie einen Hustenreiz. Sie wird gleich beatmet werden müssen. Eine Ärztin legt zwei Katheter in die Leiste der Patientin, einen in die Vene zwecks Medikamentengabe, einen in die Arterie, damit der Blutdruck in Echtzeit gemessen werden kann und wir sekundengenau die Kreislaufmedikamente dosieren können.

Nebenbei erklärt uns der Arzt, der die Patientin vorhin auf der Normalstation fast leblos vorgefunden hat, die Vorgeschichte: „67-jährige Patientin aus der Häuslichkeit aufgenommen mit Harnwegsinfekt. In der Vorgeschichte eine akute Leukämie, Erstdiagnose vor einem halben Jahr, für die sie bis vor zwei Wochen Chemotherapie bekommen hat. Sie hat sich wohl bis zuletzt selbstständig zu Hause versorgt." – Das Wort „wohl" verwenden wir stets als Abkürzung für: Diese Angabe ist wie immer ohne Gewähr.

„Gibt es eine Verfügung?", frage ich nach. Schließlich ist die Patientin in keinem geistigen Zustand, um mit ihr zu besprechen, ob sie überhaupt damit einverstanden ist, dass nun einige Plastikschläuche in ihren Körper eingeführt werden, mit der ihr zig Medikamente verabreicht werden, ohne eine Garantie dafür, dass wir damit ihr Überleben sichern, oder dafür, dass sie in ihr gewohntes Lebensumfeld irgendwann wieder zurückkönnte. Gut möglich, dass sie dauerhaft pflegebedürftig bleibt … Hat sie sich vielleicht mal darüber Gedanken gemacht, dass sie solch intensivmedizinische Maßnahmen gar nicht möchte und in eben dieser Situation lieber in Ruhe gelassen werden möchte? Für uns alles Spekulation. Wir wissen momentan nur, dass sie eine bösartige Erkrankung hat, von der die Onkologen überzeugt sind, sie bald zu heilen, aber hey: Onkologen sind genauso Menschen wie wir.

Der Arzt von der Normalstation blättert in ihrer Akte: „Nach meiner Kenntnis gibt es keine Verfügung … Ich hatte noch kurz die Tochter angerufen. Sie sagte, sie und ihr Mann wollen für ihre Mutter *alles, was es gibt.*"

Alles, was es gibt, ist in diesem Zusammenhang allerdings alles andere als sinnvoll. Sinnvolle Medizin beinhaltet immer ein individuelles Konzept. Kein Patient bekommt alles, da es einer genauen Analyse bedarf, was er braucht, und einer weiteren, ob das für diesen Patienten auch wirklich sinnvoll ist. Therapieziele spielen dabei eine wichtige Rolle. Das ist sonst ein bisschen so, als würden wir ins Fünf-Sterne-Restaurant gehen und dem Kellner sagen: „Wir wollen alles, was sie da haben!" Man stelle sich das Bild nur mal in Gänze vor. Wenig später würde man an einem reich gedeckten, vermutlich übervollen Tisch sitzen und gar nicht mehr wissen, womit man überhaupt anfangen soll … Nicht sinnvoll, oder?

Wem viele Möglichkeiten offenstehen, der muss mit Bedacht auswählen. Eine Patientenverfügung regelt das im Ernstfall für Ärztinnen und Ärzte. Mit ihr kann jeder Mensch vorsorglich festlegen, welche medizinischen Maßnahmen durchzuführen oder zu unterlassen sind. Sie kommuniziert uns, was dem Patienten schmeckt oder eben nicht, wenn er sich selbst dazu nicht mehr äußern kann. Durch sie wird sichergestellt, dass der Patientenwille umgesetzt wird.

Die Frage, was sich die 67-jährige Patientin gewünscht hätte, bleibt leider offen. Wir gehen daher erst mal davon aus, dass wir lebensrettende Sofortmaßnahmen ergreifen sollen. Wir intubieren sie, legen sie ins Koma und behandeln sie weiter. Sie ist weitgehend stabil, als ich aus dem Dienst gehe.

Gegen Mitternacht ruft mich zu Hause mein diensthabender Kollege von der Station an. Als Intensivmediziner hat er viele Jahre Erfahrung. Mit allen Wassern gewaschen. Er wäre als Arzt mein absoluter Wunschkandidat, von dem ich behandelt werden möchte, sollte es mir einmal so richtig dreckig gehen.

„Du, die geht hier ab wie 'ne Rakete. Sie hat jetzt Kreislaufmedikamente bis unter die Hutschnur und trotzdem keinen ausreichenden Blutdruck. Sechs Liter Flüssigkeit hat sie von uns bekommen. In der Computertomografie hat sich nichts gezeigt, was man korrigieren könnte. Die hat jetzt breiteste Antibiotikatherapie. Laktat steigt und steigt. Fällt dir noch was ein?"

Ich überlege kurz, muss aber dann sagen: „Nein. Wir haben alles getan. Ohne Immunsystem ist's einfach schlecht … Ruf die Familie an."

„Würdest du noch auf sie draufspringen?", fragt er mich. Seine unter uns Kollegen salopp formulierte Frage zielt darauf ab, ob man sie reanimieren sollte, wenn sie nicht mehr anspricht auf Kreislaufmedikamente. Wir einigen uns darauf, dass das bei einer schweren therapierefraktären Sepsis keine sinnvolle Maßnahme ist. Im Falle eines Falles würden wir sie ziehen lassen.

Am nächsten Morgen ist die Patientin tot. Ihre Tochter hatte noch Gelegenheit, sich von ihr zu verabschieden. Ich rief sie danach noch mal an, um mein Beileid auszudrücken und mögliche Missverständnisse auszuräumen.

Emotionen stehen in keiner Fallpauschale

Für uns ist es oft emotional leichter, einen solchen Fall zu verarbeiten und zu bewältigen, weil wir die Patientin nicht wach kennengelernt haben. Meist kennen wir die Angehörigen nur vom Telefon. Zeit, eine längere Beziehung aufzubauen, gibt es oft nicht. Persönlich geht mir solch ein Todesfall dann auch nicht so nah, als wenn ein Patient verstirbt, der zuvor wochenlang gekämpft hat und dessen Zustand zwischenzeitlich auch mal deutliche Besserungstendenzen zeigte, bei denen alle auf Station Hoffnung geschöpft haben.

Natürlich ist der Verlust eines Menschenlebens schlimm, aber wir können und müssen es zum Teil verbuchen – wie in diesem Fall – unter dem Aspekt: „Gegen Krebs ist kein Kraut gewachsen. Schicksal." Keiner kann was dafür, dass diese Patientin von uns gegangen ist. Wir haben alles getan, was in unserer Macht stand.

All das Emotionale, das um einen Patienten herum geschieht – sei es nun in der Kommunikation mit den Angehörigen oder in der eigenen persönlichen Auseinandersetzung mit einem Patienten –, lässt sich in Zahlen nicht messen. Nimmt man es genau – und das werden die Krankenkassen vermutlich nicht gern hören –, taucht all das in keiner Abrechnung auf. Sie finanzieren den ganzen Aufwand, den wir fürs Abschiednehmen, die Begleitung oder hoffnungsvolle Stimmungsmache machen, nicht mit einem entsprechenden Personalschlüssel. Ihre Sicht lautet da eher: Die Hauptaufgabe der Intensivmedizin ist es, Leben zu retten. Basta. Wir sollen Hightech-Medizin machen, und die ist primär dazu da, dieses Ziel zu verfolgen. Zwar werden die Emotionen und das „Drumherum" mehr und mehr berücksichtigt und auch teilweise vergütet, in immer komplizierter werdenden Komplexpauschalen, die zu verstehen viele inzwischen aber weitgehend aufgegeben haben. Was ich aber damit ausdrücken möchte, ist: In der praktischen Umsetzung, Menschen emotional zu begleiten, stecken wir in Deutschland, wenn ich mich so umschaue, noch in den Kinderschuhen.

Ob wir eine gute Arbeit machen oder nicht, merken wir tagtäglich. Nicht an den Zahlen (so wichtig sie auch sind), sondern primär an den Reaktionen der Menschen, die wir behandeln, und der Angehörigen. Letzten Endes geht ein Intensivaufenthalt an niemandem spurlos vorüber. Weder an den Patienten noch an den Angehörigen. Oftmals ist es nämlich nicht nur der Gesundheitszustand, der einen für immer verändert, sondern auch die neu gewonnene Einstellung zum Leben oder eben der Verlust, der für immer eine Lücke hinterlässt. Die Gespräche mit den Überlebenden sowie den Angehörigen von Verstorbenen und deren Briefe sprechen da eine deutliche Sprache.

All diese Erfahrungen zeigen uns, dass es einen wesentlichen Unterschied macht, ob wir Intensivmedizin am Fließband und nach Schema F machen oder eben auch Zeit und Energie aufbringen und haben für die emotionale Seite der Intensivmedizin. Denn es kostet Kraft und Zeit, Menschen zu begleiten. Und letztlich müssen ja auch wir Mediziner und Pflegefachkräfte es selbst noch verarbeiten, wenn eine ganze Familie von einem geliebten Menschen Abschied nimmt – manchmal plötzlich und unerwartet, manchmal lange befürchtet.

Und es gibt noch mehr, wo wir gefordert sind: Gute Zusammenarbeit braucht ihre Zeit. Teaching, Mentoring, Teambuilding, all das kostet Zeit und Energie.

MEDIZINISCHE TEAMLEISTUNG

Die Intensivmedizin ist eine Teamleistung wie kaum eine andere medizinische Disziplin. Da unsere Patientinnen und Patienten rund um die Uhr intensiv versorgt werden müssen, liegt es in der Natur der Sache, dass sich immer ein größeres Team um sie kümmert. Doch je nach Fall gibt es Unterschiede. Urologische Patienten beispielsweise, die nachts wenig Trouble machen, können wochenlang vom selben Arzt betreut werden, während ein Intensivstation-Patient rund um die Uhr volle Aufmerksamkeit braucht, und auf einer Akut-Intensivstation wie der unseren gilt das besonders. Oft müssen Patienten in der Nacht mit der ECMO versorgt oder in die Computertomografie gefahren werden. Will heißen: Ob des Nachts oder (Feier-)Tags, unsere Patienten brauchen ein großes Ärzte- und Pflegeteam.

Gute Medizin benötigt einfach Zeit. Und die Innere Medizin ist da komplex. Ein Einzelner könnte das alles kaum leisten. Da ist eine Vielzahl an Befunden, auf die täglich eingegangen und reagiert werden muss: mikrobiologische Untersuchungen, Laborwerte, Röntgenbilder, EKGs, Visitenberichte von zuweisenden Abteilungen, Alarme am Monitor, fremdanamnestische Angaben. All das kostet nicht nur Konzentration und Zeit, sondern auch viel Mühe und Disziplin. Insgesamt ist das Ganze eine große Teamaufgabe, deren erfolgreiches Umsetzen ein Garant dafür ist, gemeinsam mit und für die Patienten mehr erreichen zu können.

In Sachen Teamgeist kommt in einem so großen Haus wie der Berliner Charité hinzu, dass es öfter auch mehrere Notfälle gleichzeitig gibt. Es kann also passieren, dass eine Kollegin mit einem ECMO-Patienten gerade in der Computertomografie im Keller steckt, während sich die Notaufnahme mit einem Schwerstkranken meldet, der umgehend versorgt werden muss. Benötigt dann noch ein dritter Intensivpatient akut Hilfe, weil der Tubus rausgerutscht ist oder der Blutdruck wegbricht, hilft man einander, auch wenn es nicht der eigene Patient ist.

Unser Team ist da wie eine Familie. Wenn's drauf ankommt, wenn jemand Hilfe braucht, weil eine zusätzliche Hand oder zwei wachsame Augen bei einer Intubation erforderlich sind, dann kann man sich aufeinander verlassen. Diesen Zusammenhalt genieße ich sehr. Ich kann mich an keine Situation erinnern, in der er gefehlt hätte. Alle im Team sind sich der Wichtigkeit ihrer Arbeit bewusst und gehen an die Grenzen, egal wie spät oder wie früh es ist.

Eine punktuelle Überlastung mit einem Ungleichgewicht an schweren Notfällen einerseits und zu wenig geeigneten ärztlichen Köpfen andererseits ist aber keine Folge des Personalmangels. Ärztlicherseits sind wir gar nicht schlecht aufgestellt. Das soll aber bitte nicht als Hinweis für Einsparpotenzial missverstanden werden. Denn von den vier Kolleginnen und Kollegen, die immer auf Station sind, sind zwei ohne intensivmedizinische Erfahrung und arbeiten unter Supervision. Sie sind alle sehr engagiert, aber ihnen fehlt letztlich das ein oder andere Jahr auf dem Buckel, das einen Rookie zum alten Hasen macht. Das bedeutet: Bei echten Notfällen müssen die ersten Dienste ran. Doch auch das ist in einem guten Team selbstverständlich.

Vielleicht liegt bei uns auf Station der besondere Spirit daran, dass bei unserem Handeln Menschen im Vordergrund stehen und viele diesen Job aus Idealismus ergriffen haben. Insofern haben wir es mit einer Positivselektion an Teamplayern zu tun. An richtige „Ego-Shooter", die nur ihren eigenen Kram machen und ansonsten nichts und niemandem etwas mitgeben, kann ich mich zum Glück nicht erinnern.

Natürlich ist aber nicht alles eitel Sonnenschein. Selbst in der besten Familie knallt es mal ab und zu. Das ist völlig normal. Und manch einer sieht auch mal Wachstumspotenzial nach oben bei der Performance eines Kollegen bzw. einer Kollegin. Das wegzudiskutieren wäre falsch und albern. Es gibt halt diejenigen, die sich um 17 Uhr noch mal hinsetzen und alles durchschauen, und die, die sich freuen, wenn die Sauerstoffsättigung bei einem Patienten über 90 Prozent ist, und sagen: „Reicht doch eigentlich." Wir brauchen die Ärztinnen und Ärzte, die in die erste Gruppe fallen.

Und zweifellos erlebt man zwischendurch auch mal Hakeleien, wenn es um das Verteilen von Rosinen geht. Es gibt halt Tätigkeiten, die alle gerne machen wie Intubationen oder ECMO-Anlagen (speziell in anderen Krankenhäusern). Zwischendurch mal mit 80 Sachen und Blaulicht durch die Stadt jagen, um jemandem große Kanülen in die Leiste zu legen und ihm mit einer ECMO das Leben zu retten, ist einfach aufregender, als Arztbriefe vor Verlegung in die Reha zu schreiben. Hier muss der Oberarzt gelegentlich ein Auge drauf haben, dass es gerecht zugeht. Aber auch da einigen wir uns am Ende immer friedlich.

Von den Jüngeren lernen wollen

Ein Team ist eine unglaubliche Ressource an Wissen und Erfahrung. Die Mär, dass der Oberarzt die Weisheit für sich gepachtet hat und alle anderen von seinem unendlichen Erfahrungsschatz profitieren, glaubt bei uns niemand. Zwar trägt er am Ende die Verantwortung und muss entscheiden, aber wenn er seine Teammitglieder sowie Fachärztinnen und -ärzte möglichst häufig um ihre Einschätzung fragt, so handelt er klug. Oder anders ausgedrückt: Wenn er alles allein entscheiden will und niemanden anhört, beraubt er sich einer unglaublich kostbaren Ressource.

Assistenz- und Fachärztinnen und -ärzte sind letztlich viel näher dran am Geschehen. Sie kennen den Patienten (hoffentlich) genauer und besser, weil sie mehr Zeit hatten, sich mit ihm zu befassen. Ihre Einschätzungen müssen einer Oberarztvisite immer standhalten. Gelegentlich werden sie aber auch korrigiert, weil der Oberarzt es anders haben will. Das ist okay. Er trägt letztlich die Verantwortung, seine Unterschrift steht auf dem Entlassungsbrief. Und im Zweifel muss er sich im Gericht dazu äußern. Aber Assistenzärztinnen und -ärzten zuzuhören und von ihrer persönlichen Sichtweise zu profitieren, ist klug.

Vor einiger Zeit hat mir beispielsweise eine Assistenzärztin gedankt, weil sie zum ersten Mal in ihrer Laufbahn das Feedback bekam, dass man ihr zugehört hatte, als sie sich zu einem Patienten Gedanken gemacht hatte. Wo sie zuvor gearbeitet hatte, war sie sonst meist heftig zurechtgewiesen worden. Sie solle sich bitte nicht zu sehr in die Patienten reindenken, das bringe nur alles durcheinander, hätte man ihr gesagt. Doch ihre persönliche Analyse, rückblickend auf die Situation damals, lautete: Ihr voriger Oberarzt konnte mit den hilfreichen Informationen, die sie geliefert hatte, einfach nichts anfangen und war damit persönlich überfordert.

Das kann tatsächlich immer mal vorkommen, dass lernende Ärztinnen und Ärzte, die einem unterstellt sind, mehr Wissen haben als man selbst. Es sollte hoffentlich nicht allzu oft vorkommen, aber dass es passiert, liegt einfach in der

Natur der Sache begründet, dass die Medizin ein unfassbar großes Fachgebiet ist. Nur weil man als Arzt länger dabei ist, bedeutet das nicht, dass man alles besser weiß. Im Gegenteil. Je länger man dabei ist, desto mehr merkt man, wie wenig man eigentlich weiß, jedenfalls geht es mir so. In solchen Situationen demütig zuzuhören und zu sagen „Hm, danke, da muss ich mal drüber nachdenken", kostet im ersten Moment ein wenig Stolz, ist aber besser, als jemanden zur Minna zu machen, er bzw. sie solle doch bitte nicht zu viel nachdenken, weil das alles durcheinanderbringt. Wer anderen das Denken verbietet, der hat schon verloren. Das ist nicht nur in der Medizin so.

Wer ein starkes Team haben will, muss seinen Mitgliedern Freiheiten geben. Letztlich sind wir alle studierte Akademiker, die gelernt haben, sich Problemen zu nähern, sie zu recherchieren und zu lösen. Öfter mal machen lassen, kann uns dabei guttun. Steve Jobs, Mitgründer und langjähriger CEO von Apple, hat das so formuliert: *„It doesn't make sense to hire smart people and tell them what to do; we hire smart people so they can tell us what to do."* (Wir haben nicht gute Leute eingestellt, damit wir ihnen sagen, was sie tun sollen, sondern damit sie uns sagen, was wir tun sollen.) Demut gehört zum Arztberuf einfach dazu – davon profitiert jedes Team.

Es kann aber auch vorkommen, dass man sagt: „Ich verstehe deinen Punkt, danke für deinen wertvollen Input. Wir machen es jetzt aber trotzdem so, wie ich es gesagt habe." Ich habe dazu mal eine interessante Rede von Pep Guardiola, Trainer des englischen Premiere-League-Vereins Manchester City, gehört. Er sagte in der Kabine: *„Ich bin nicht perfekt. Ich versuche hier mein Bestes. In ein paar Jahren könnt ihr alle selbst Trainer sein. Ja, viele glauben, sie wären der bessere Trainer. Ihr könnt das* *bald alle unter Beweis stellen. Und ihr könnt das auch schaffen. Aber für heute bin ich der Boss.*"[5]

Bitte denken Sie nicht, ich möchte mich mit Pep Guardiola vergleichen. Aber ich liebe Fußballvergleiche, und eine gewisse Ähnlichkeit zur Situation ist einfach gegeben. Seinen letzten Satz würde ich allerdings anders ausdrücken wollen: *„Danke für euren Input, aber heute machen wir es so, wie ich es vorschlage."*

So eine Ansprache kann nämlich auch mit einer demütigen Haltung einhergehen. Die klingt im übertragenen Sinne folgendermaßen: *„Ich glaube, du hast einen wichtigen Punkt, und eventuell hast du auch recht. Wir spielen aber trotzdem 4-4-2 und nicht 4-3-1-2. Aber ich bin dir unglaublich dankbar, dass du dir Gedanken gemacht hast. Danke, dass du deine Überlegungen mit mir teilst. Ich verspreche, ich mache mir über 4-4-2 Gedanken."*

Ich bin jedenfalls fest davon überzeugt: Wir können davon profitieren, jungen Kräften zuzuhören. Sie sind eine Ressource, die oft sehr unterschätzt wird. Herangehende Ärztinnen und Ärzte haben den Vorteil, dass sie sich ohne die langjährigen Scheuklappen, die wir alle aufhaben, ein Bild von der Situation machen. Manchmal kommen da echt interessante Hinweise, und zuweilen taucht die hinterfragende Überlegung auf, die mehr einer Einladung gleicht: „Sagt mal, warum macht ihr das eigentlich so und nicht so?"[6]

Teamwork mit flacher Hierarchie

Hierarchien sind in der Medizin weiterhin so alternativlos wie im Cockpit. Jemand muss da sein und entscheiden. Letztlich

5 Prime Video: „All or nothing: Manchester City", *http://www.primevideo.com/mancity*

6 Eine Buchempfehlung zu dem Thema: Liz Wiseman: „Rookie Smarts – Why Learning Beats Knowing in the New Game of Work", Harper Business, New York 2014.

entlastet das auch die Assistenz- und Fachärzte. Denn sollte Ärger drohen, können sie auf den Oberarzt zeigen und sagen: „So hat er das entschieden. Ich habe ihn gewarnt, aber er wollte es so haben." Das kann befreiend sein.

Und es ist auch richtig so. Im Fußball muss der Coach gehen, wenn die Ergebnisse nicht stimmen. In der Medizin ist der Oberarzt primär verantwortlich und wird als Erster befragt, wenn es etwas zu klären gibt. Und wenn zu den bereits erwähnten Morbiditäts- und Mortalitätskonferenzen eingeladen wird, um Fehlersuche bei einem suboptimal verlaufenen Fall zu betreiben, ist der Oberarzt immer geladen.

Natürlich bedeutet das aber nicht, dass alles egal ist, was Assistenz- und Fachärzte so machen. Auch sie müssen Verantwortung übernehmen und für das einstehen, was sie getan haben. Wir erwiesen ihnen einen Bärendienst, wenn wir sie immer nur aus der Verantwortung entließen. Je früher man als Facharzt Verantwortung übernimmt, je früher man anfängt, sich wie ein nach allen Seiten verantwortungsvoll handelnder Arzt zu benehmen, desto besser.

Auch ich lerne täglich hinzu, wie man das ärztliche Zusammenspiel noch besser moderieren und optimieren kann. Es ist mittlerweile eine meine Lieblingsaufgaben meines Jobs. So viele verschiedene Charaktere mit ganz unterschiedlichen Stärken und Schwächen zu vereinen und als Team so zu arbeiten, dass alle auf dasselbe Ziel fokussiert sind – nämlich eine verbesserte Patientenversorgung und Intensivmedizin auf hohem Niveau –, finde ich faszinierend.

Aber zu dem Team auf der Intensivstation gehören neben der Ärzteschaft noch viele andere Professionen. Eine der wichtigsten ist natürlich die Pflege.

Die interprofessionelle Teamarbeit mit der Pflege habe ich schon immer als fantastisch erlebt. Ich kenne sie nur auf einem sehr hohen Niveau. Es ist hier nicht meine Absicht, den Pflegekräften viel Honig ums Maul zu schmieren, aber ich habe unglaublich viel von ihnen gelernt und konnte mich wirklich immer auf sie verlassen, wenn‘s drauf ankam.

Assistenzärztinnen und -ärzte wissen, wovon ich rede. Denn in den ersten Monaten auf der Intensivstation werden sie, sagen wir mal, „geschliffen“ von der Pflege. Man muss sich das so vorstellen: Neuankömmlinge, ob nun Assistenzärztinnen, -ärzte oder Pflegefachkräfte, sie alle müssen in wenigen Wochen intensivmedizinisch sozialisiert werden. Da werden ihnen schnell und kompakt „schlechte Angewohnheiten“ abgewöhnt und das intensivmedizinische Rüstzeug, um den Laden am Laufen zu halten, angewöhnt. Das Ganze hat ein bisschen was von einem Bootcamp, der Grundausbildung beim Militär, die mir persönlich aufgrund der Kriegsdienstverweigerung erspart blieb. Aber so stelle ich es mir vor, und ich bilde mir im Nachhinein ein, so meinem Land immerhin noch auf diese Weise gedient zu haben.

Denn: Nicht immer ist es angenehm, wenn man sich des Nachts um halb vier eine Standpauke abholt, weil man beim Transfundieren vom achten Erythrozytenkonzentrat den Abfall, einen Stöpsel, im Zimmer hat liegen lassen oder das Laken etwas schmutzig gemacht hat. Letzteres hätte, wenn man die falsche Pflegekraft auf dem falschen Fuß erwischt, auch mehr als nur eine Standpauke zur Folge gehabt. Aber diese sicher liebevoll gemeinten Lektionen fallen für mich mit einer gewissen Distanz unter die Kategorie „Lehrjahre sind keine Herrenjahre“. Unterm Strich habe ich von der Pflege unfassbar viel gelernt. Sie hat über Jahrzehnte den Laden so sehr am Laufen gehalten, dass ich das eine oder andere nachsehen kann. Wichtig ist natürlich, dass gewisse Grenzen des Respekts nicht überschritten werden, aber das war bei mir nie der Fall.

Dazu noch ein wichtiger Hinweis an alle Ärztinnen und Ärzte: Wenn eine Pflegekraft dich anruft, um Bedenken und Sorgen bezüglich eines Patienten mitzuteilen, dann geh hin und schau dir den Patienten an! Es geht um die Frage des Respekts, wenn man die mitgeteilten Sorgen der Pflege zerstreuen oder Medikamente via Telefon verordnen möchte, ohne den Patienten gesehen zu haben. Es ist viel besser, hinzugehen, Danke zu sagen, dass man auf einen möglichen Missstand oder drohendes Übel hingewiesen wurde, und erst dann eine abschließende Maßnahme zu verkünden. Die kann auch lauten: Wir beobachten das hier jetzt erst mal … Man sollte nie vergessen: Die Pflegekraft macht im Zweifel den Job schon etwas länger und hat ihn hier gut und richtig getan, indem sie ihre Besorgnis geäußert hat.

In der tagtäglichen Zusammenarbeit mit der Pflege bin ich einfach sehr dankbar für all die Erfahrung, für die Arbeit auf höchstem Niveau, die dort geleistet wird. Und die große Bereitschaft, über sich hinauszuwachsen, wenn es drauf ankommt. Wenn der Karren im Dreck steckt, ist auf die Pflege Verlass. Wenn wir sagen „Leute, das muss jetzt sein, wenn der Rea-Pieper (Alarm für eine Reanimation) geht", dann ist die Pflege da. Selbst wenn die Stimmung nicht immer auf dem Höhepunkt ist, kann man sich darauf verlassen. Das ist einfach großartig.

Gewissermaßen wurde diese Bereitschaft, den Karren immer und immer wieder aus dem Dreck zu ziehen – und dabei immer wieder über sich hinauszuwachsen –, aber auch ausgenutzt. Daher ist es wichtig und überfällig, dass in den neuen Tarifverträgen die Pflegeuntergrenzen einen besonderen Stellenwert haben. Ich kenne mich zu wenig aus im Arbeits- und Tarifrecht, aber hier ist zumindest das Problem erkannt. Ob es die grundsätzlichen Probleme in der Pflege löst, muss sich erst noch zeigen. Aber oft sind ja bereits 80 Prozent eines Problems gelöst, wenn das Hauptproblem erkannt ist.

Für den Teamspirit auf Station bin ich also sehr dankbar. Er ist einer der Gründe, warum mir der Job bei allem Druck und Stress, selbst bei manchem Ärgernis, so lieb ist. Es gibt aber auch viele Gründe, warum ich froh bin, diesen Job im deutschen Gesundheitssystem machen zu dürfen. Gerade in der jetzigen Situation, in der wir alle für bessere Bedingungen kämpfen, bin ich dankbar dafür, dass sich eine Berufsgruppe nicht auf Kosten der anderen einen Vorteil verschafft. Wir sitzen alle in einem Boot.

WERTSCHÄTZEN, WAS WIR HABEN

Wir können unglaublich dankbar sein, in Deutschland zu leben. Neben den Vorzügen wie Frieden, Freiheit und Wohlstand möchte ich das funktionierende Gesundheitssystem als Anlass hervorheben, dankbar zu sein. Und das ist nicht ironisch gemeint.

Wir haben in Deutschland ein sehr gut funktionierendes Gesundheitssystem. Es ist fantastisch! Viele würden da sofort widersprechen und alle möglichen Gründe vorbringen und Umstände aufführen, die das Gegenteil belegen sollen. Dinge, die nicht funktionieren, die besser sein könnten.

Ja, es gibt viele verbesserungswürdige Dinge. Doch gar nicht so sehr solche, die im Argen liegen. Ich glaube beispielsweise, die oftmals genannte Profitgier, bei der sich Krankenkassen und Krankenhäuser oder gar Gesundheitsdienste auf Kosten der Patienten bereichern wollen, ist im Gesundheitssystem gar nicht so groß, wie sie oft beschrieben wird. Sie ist auch nicht das Hauptproblem. Das sehe ich vielmehr darin, dass es vielerorts an guter Organisation, Management und Strukturoptimierung fehlt. Oft mangelt es am Mut, manchmal aber auch nur an etwas Reflexion, überkommene und längst veraltete Standards und Abläufe abzuschaffen.

Beispiele für etwas nicht Funktionierendes gibt es genug. Sie möchte ich im Einzelnen gar nicht aufzählen. Zumal es in Deutschland leider ein Volkssport ist, ganz allgemein die

Dinge, die recht gut funktionieren, durch das Hervorheben von einzelnen zweifellos vorhandenen Missständen schlechtzureden. Selbst kleine Erfolge werden oft schlechtgeredet und manchmal sogar nur verächtlich betrachtet. Leider sind auch viele Mitarbeiterinnen und Mitarbeiter im Gesundheitssystem Profis darin, vor allem das Negative in den Vordergrund zu rücken. Die Folge ist dann schnell ein Zynismus, der engagiert Mitarbeitende demotiviert und herunterzieht sowie zum kollektiven Schlechtreden aller Erfolge führt. Und andere, die überlegen, Teil dieses Gesundheitssystems zu werden und als Fachkräfte darin anzufangen, werden dadurch leider abgeschreckt. Ich möchte Folgendes vor Augen führen:

Medizinische Sicherheit

Ruft man in Deutschland bei der 112 an, kommt jemand vorbei und hilft. Niemand fragt da vorab, ob sich der Anrufer das denn überhaupt leisten könne. Niemand wird sagen, das Ganze gehe nur mit Vorkasse. Selbst wenn man keine Versichertenkarte vorweisen kann, wird man behandelt. Um es ganz einfach auszudrücken: Obdachlose gehören in diesem Sinne zu den Topkunden von Notarzt- und Rettungswagen-Einsätzen, speziell des Nachts. Denn in Deutschland gilt: Egal wann man anruft, es wird einem immer geholfen. Man wird unabhängig von Alter, Herkunft, Geschlecht und Versicherungsstatus in ein Krankenhaus gefahren, untersucht und behandelt.

Und wenn ich dieses Bild noch etwas weiter strapaziere, da ja Notfallmedizin nicht planbar ist und die Anzahl von Notfällen über den Tag recht unterschiedlich ausfallen kann, gilt: Sollte es tatsächlich in seltensten Fällen aus Überlastungsgründen einmal vorkommen, dass kein Rettungsfahrzeug in der geforderten Zeit zum Notfallort geschickt werden kann, so wird immerhin ein Löschfahrzeug losgeschickt, damit Erste Hilfe geleistet werden kann, bis ein Rettungswagen bzw. ein Notarzteinsatzfahrzeug vor Ort ist. Die Botschaft ist klar: Wer dringend Hilfe braucht, bekommt diese.

Neben meinem Dienst als Oberarzt auf der Intensivstation bin ich ein- bis zweimal im Monat als Notarzt der Berliner Feuerwehr unterwegs und versorge Patienten präklinisch, wenn sie vom Notfallort ins Krankenhaus gebracht werden. Für mich persönlich bedeutet das ein Rauskommen aus dem Alltag auf Station, aber auch ein ganz anderes Reagieren-Müssen als im Krankenhaus. Nur ein paar Stichworte verraten uns während der Einsatzfahrt, was uns als Notarztteam vor Ort ungefähr erwartet. Vom Herzinfarkt bis zum verstauchten Finger ist da alles möglich. Und wenn man sich einmal anschaut, auf welches Behandlungsspektrum allein so ein Notarzteinsatzfahrzeug vorbereitet ist, dann ist das fantastisch und beruhigend zu wissen. Mit dem Inventar lässt sich in der Erstversorgung eine Rauchgasvergiftung genauso gut behandeln wie eine Lungenembolie oder ein Herz-Kreislaufstillstand. Es sind Schmerzmittel, Narkosemittel, Mittel zur Behandlung von Herzrhythmusstörungen und Vergiftungen verschiedener Couleur mit dabei. Und es wird stets kontinuierlich nachgerüstet und nachjustiert. Was nicht gebraucht wird, fliegt runter. Und was an zusätzlichem Inventar benötigt wird, um beispielsweise Coronapatienten zu befördern, wird ergänzt.

Selbst wenn es um die Ausstattung eines Notarzteinsatzfahrzeugs geht, gibt es immer Experten wie Nörgler, die unzufrieden sind mit der Ausrüstung. Aber so eine fahrende Intensivstation mit wirklich allem, was man für eine Akutversorgung braucht, ist schon toll. Und dass es diese Versorgung flächendeckend in Deutschland gibt, ist alles andere als selbstverständlich und ein Grund zur Dankbarkeit. Jeder, der schon mal als Patient mitgefahren ist und dem das Leben gerettet werden konnte, weiß das zu schätzen. Und ich selbst bin seit nunmehr fünf Jahren als Notarzt in Berlin unterwegs und hatte bei allen Einsätzen immer alles dabei, was ich so brauchte und mir gewünscht habe. Neuerdings haben wir sogar Ultraschallgeräte dabei, ich find das klasse.

Aber allen sollte klar sein: Man sollte das Rettungswesen in Deutschland wirklich nur in Anspruch nehmen, wenn man es braucht. Leider zeigt sich aber in der Bevölkerung zunehmend ein Trend, der alles andere ausdrückt, als dass man die Bereitschaft der Rettungskräfte für den „Fall der Fälle" wertschätzt. Wenn nämlich die Feuerwehr gerufen wird, weil Personen seit zwei Wochen Bauchschmerzen haben oder sich kein Taxi leisten wollen, um zum Arzt zu fahren, kann das ohne Zweifel Unmut bei all denjenigen hervorrufen, die den 24-Stunden 7 Tage-die-Woche-Knochenjob machen müssen. Sie sind schließlich diejenigen, die durch die Stadt rasen, einen Autounfall, vielleicht sogar das Leben anderer wie auch ihr eigenes riskieren, einen schweren Rucksack, Monitor, Absaugeinheit und Sauerstoffflasche in den fünften Stock des Hinterhauses schleppen, nur um dann festzustellen, dass es sich um alles andere als einen Notfall handelt.

Ich möchte daher dafür sensibilisieren, die Einsatzbereitschaft der Rettungskräfte wieder mehr wertzuschätzen und das Alarmieren wegen Lappalien sein zu lassen. Nicht alles ist ein Notfall, der die Unterstützung von 112 braucht. Denn dadurch, dass immer niederschwelliger die Feuerwehr oder ein Notarzt angerufen wird, tritt eine gewisse Alarmmüdigkeit ein. Neulich rief beispielsweise einer an und sagte, sein Arm sei eingeklemmt und würde absterben. Eine Feuerwehrtruppe machte sich also mit ihren Gerätschaften und einer mobilen Intensivstation – dem Rettungswagen – auf den Weg, um diesen Menschen zu retten. Die Dramatik, die der Anrufer geschildert hatte, sah vor, dass der Einsatz von einigem Aufwand begleitet wurde. Beim Eintreffen fanden die Kollegen jedoch keinen Amputationsprozess durch Gewalteinwirkung vor. Nur der durch den Orthopäden vor einigen Tagen angelegte Gips war dem Anrufer zu eng – doch Sensibilität, Motorik, Durchblutung waren bestens.

Was macht man in einem solchen Moment? Wie reagiert man darauf? Fährt man das nächste Mal nicht mehr mit Blaulicht und Martinshorn hin?

Vielleicht fällt manchem dazu die Äsop-Fabel vom Schäfer und dem Wolf ein. Darin geht es um einen Hirtenjungen, der aus Langeweile beim Schafehüten laut „Wolf!" brüllt. Als ihm daraufhin Dorfbewohner aus der Nähe zu Hilfe eilen, finden sie heraus, dass falscher Alarm gegeben wurde und sie ihre Zeit verschwendet hatten. Als der Junge nach einiger Zeit wirklich einem Rudel Wölfe begegnet, nehmen die Dorfbewohner die Hilferufe nicht mehr ernst und bleiben im Dorf.

Doch nicht zu reagieren oder langsamer zu handeln, ist für Rettungskräfte keine Option. Niemals! Ich erlebe es sogar viel öfter, dass ein Notfall mit einem Notarztfahrzeug beschickt wird, als dass ein Notarzt nötig wäre und nur ein Rettungswagen da ist. Nicht alle Notfälle können immer sofort zugeordnet werden, aber im Zweifel kommt ein höher qualifiziertes Team zum Patienten. Da ist Deutschland wirklich spitze!

Wir Rettungskräfte gehen auch nicht dazu über, den Patienten zu beschimpfen, weil er uns wegen einer Lappalie gerufen hat. Keineswegs! Vielmehr sagen wir: Im Zweifel bitte immer die 112 rufen! Gerade bei Beschwerden wie Brustschmerzen, Luftnot, Lähmungen, Sprach- oder Bewusstseinsstörungen. Wir sind zur Hilfe verpflichtet. Immer! Wir bleiben nicht im Dorf. Selbst wenn es der x-te falsche Alarm ist. Vielleicht kann diese Gewissheit um die eigene medizinische Sicherheit und Versorgung im wirklichen Notfall dazu verhelfen, dem Rettungsdienst wieder mehr Wertschätzung entgegenzubringen.

Ich glaube schon, Mitarbeitende im Gesundheitssystem wünschen sich manchmal, dass die Inanspruchnahme des Notfallwesens etwas limitiert würde. Es entsteht zunehmend der Eindruck, dass im wahrsten Sinne des Wortes ohne Not die Feuerwehr gerufen wird und dass die zu Recht niederschwellige Beschickung der Feuerwehr zu vielen am Ende nicht notwendigen Einsätzen führt. Und so wünschen sich vermutlich einige, dass der „Patient" an den dafür anfallenden Kosten zumindest beteiligt wird. Denn sonst haben wir bald kein leistungsfähiges System mehr. Aber das ist Sache der Politik, da will ich mich nicht einmischen.

Nur so viel noch: Es gibt auch die andere Seite. Ich habe ein paar über 80-jährige Damen im Rettungsdienst betreut, die sich zigmal dafür entschuldigt haben, dass sie uns mit ihren Brustschmerzen behelligen müssen. Eine entschuldigte sich mal mit den Worten, sie habe noch nie die Feuerwehr gerufen, und es sei ihr so furchtbar unangenehm, aber es ginge einfach nicht mehr. – Wie gut, dass sie es getan hat. Die Hebungen im EKG waren eindeutig: ein akuter Herzinfarkt.

Um die Frage zu beantworten, ob man die 112 oder die Taxizentrale anrufen sollte, reicht völlig, was leider gefühlt relativ rar geworden ist, nämlich: der gesunde Menschenverstand. Notfall? – 112. Im Zweifel? – 112. Für alles andere gibt es Hausärzte oder die Möglichkeit, sich in ein Taxi zu setzen und in der nächsten Notaufnahme vorzustellen.

Warum wir dankbarer sein sollten

Im Rahmen meiner Ausbildung habe ich auch die Gesundheitssysteme der USA und Ecuadors kennenlernen dürfen. Wir können mit dem deutschen Versorgungsstandard in diesem zugegebenermaßen subjektiven internationalen Vergleich sehr zufrieden sein und müssen uns nicht verstecken. Gleichwohl ist der öffentliche Dialog, wenn es um den Standort Deutschland geht, oft geprägt von Sarkasmus, Selbstmitleid, übermäßiger Kritik … Ich glaube aber, wir sollten lernen, dankbarer zu sein. Warum? – Hier einige Punkte:

1. ***Wir haben alles, was wir brauchen, um eine Spitzenmedizin zu betreiben***, nicht nur an einer Uniklinik, sondern vielerorts. Das galt selbst während der Coronawellen. Auch wenn ich mit manchen Entscheidungen in der Pandemiepolitik nicht einverstanden war, so müssen wir erst mal feststellen: Wir hatten alles, was wir brauchten. Mal abgesehen von den anfänglichen Lieferengpässen, die auch dem Masken-Horten an einzelnen Stellen geschuldet war, hatten wir im Gros während der Coronakrise stets ausreichend Schutzutensilien. Masken, Kittel, Handschuhe waren nach anfänglichen kurzen Engpässen kein relevantes Problem in der Intensivmedizin. Auch hatten wir ausreichend Geräte und Beatmungsfilter.

2. ***In Deutschland haben wir ein tolles Hausarztsystem mit leistungsfähigen Praxen***, die die Kliniken entlasten und viele Fast-Notfälle abfangen. Zwar fehlt es mancherorts am Nachwuchs – so wie es im Rahmen der demografischen Entwicklung auch an Handwerkern und Lehrern mangelt. Da müssen wir uns etwas einfallen lassen. Aber um dieses fast flächendeckende System beneiden uns viele andere Länder.

3. ***Wir haben eine Vielzahl an Expertinnen und Experten.*** Zu jedem Thema kann man jemanden anrufen, befragen, und Fachkundige geben großzügig Rat. Natürlich haben wir an der Berliner Charité allein aufgrund der Größe eine größere Zahl an Expertinnen und Experten als an einem Kreiskrankenhaus. Aber nach meiner Erfahrung kann man auch außerhalb der eigenen Klinik auf Ratschläge von kooperierenden Fachleuten zählen und sie in Anspruch nehmen. Es gibt zahlreiche Fachgesellschaften in Deutschland, über die man problemlos Netzwerke aufbauen und sich fachlich austauschen kann. Die Coronakrise hat uns gezeigt, dass man mit Videokonferenzen die größte Distanz überbrücken kann. Man braucht nicht selbst Experte für alles sein. Wenn man gelegentlich die eigene Eitelkeit etwas zurückstellt und bereit ist, andere zu fragen, kann man gemeinsam viel erreichen.

4. ***Die Vielzahl an Krankenhäusern und die damit verbundene hohe Zahl an Intensivbetten ist ein großes Plus.*** Auch wenn die Bettenzahl in den letzten Monaten deutlich zurückging, haben wir ein hohes Niveau. Wir werden uns aber mächtig anstrengen müssen, um den Rückgang aufzuhalten. Natürlich wird man auch darüber diskutieren müssen, wo sich diese Intensivbetten befinden sollen, aber darauf komme ich später zu sprechen. Die Frage, welche Lehren wir aus Corona ziehen müssen, wie die Ausgestaltung der einzelnen Intensivstationen an kleinen Krankenhäusern aussehen soll und ob es sinnvoll ist, viele Hochleistungs-Intensivstationen in räumlicher Nähe an unterschiedlichen Krankenhäusern zu betreiben, ist ebenso offen.

5. ***Das Gesundheitswesen hat so viele Mitarbeiterinnen und Mitarbeiter, die aufgrund von Idealismus, anderen Menschen helfen zu wollen, ihren Beruf ergriffen haben.*** Das ist doch eine unglaubliche Ressource und großer Grund zur

Dankbarkeit. Das gibt es wahrscheinlich in kaum einer anderen Berufssparte. Da reicht uns keine Branche das Wasser. In keinem anderen Bereich gibt es so viele Menschen, die mal den Job gewählt haben, weil sie die Welt verbessern und ihre Nächstenliebe ausleben wollen, um damit ein Einkommen zu generieren. In den letzten Jahren wurde dieser Idealismus leider zum Teil stark überstrapaziert, und Covid hat wirklich das Letzte aus den Menschen im medizinischen Bereich herausgeholt. Viele sind kaputt, ausgepowert und leer.

Die intrinsische Motivation dieser Menschen, das Gesundheitssystem am Laufen zu halten, ist nun wahrlich aufgebraucht. Was viele Außenstehende nicht mitbekommen haben: Zwischen den Wellen wurden verpasste Operationen und andere Maßnahmen nachgeholt, so hatten viele Fachkräfte keine Chance zum Durchatmen. Hier müssen wir schnellstmöglich umdenken und neue Strukturen schaffen, um diese Menschen nicht nur bei der Stange zu halten, sondern sie wieder zu befähigen, ihren Job in einem gesunden Setting zu machen.

Trotzdem dürfen wir auch hier erst einmal feststellen: In Sachen Arbeitnehmerschutz, Rechte von Gewerkschaften, Kündigungsschutz, Lohnfortzahlung im Krankheitsfall, Arbeitsschutz und Altersvorsorge sind wir viel weiter als viele andere Länder in Europa. Auch dies ist ein Grund zur Dankbarkeit.

Ein weiterer Grund, dankbar zu sein für die Möglichkeit, in der Intensivmedizin zu arbeiten, ist das Gefühl, nach der Schicht etwas halbwegs Sinnvolles gemacht zu haben. Auch wenn viele unserer Patienten sterben und wir den Eindruck bekommen könnten, dass es alles keinen Sinn hat, so ist doch das Gegenteil der Fall. Wir haben bei der Versorgung eines schwerkranken, sterbenden Patienten einen besonderen Beitrag geleistet, und das ist ehrenhaft und wichtig. Wir sollten uns die Wichtigkeit unserer Tätigkeit immer und immer wieder vergegenwärtigen. Die Gewissheit, Anteil an einem wichtigen Dienst am Menschen zu haben, ist sinnstiftend und auch Grund zu etwas Stolz.

Trotz aller Dankbarkeit … die Bedingungen in Deutschland sind verbesserungswürdig. Hier sind sich, glaube ich, alle weitgehend einig, dass sie so nicht bleiben können. Corona hat da vieles offengelegt. Und nichts liegt mir ferner, als zweifellos vorhandene Missstände schönzureden. Vieles muss sich ändern, damit mehr Menschen bereit sind, einen Arzt- oder Pflegeberuf zu ergreifen und dadurch die medizinische Versorgung bzw. Pflege zu verbessern.

UNTER DEM BRENNGLAS VON CORONA

ETWAS, DAS WIR VORHER NICHT KANNTEN

Covid-19 ist eine Erkrankung, die unglaublich schlecht zu behandeln ist und immer wieder neue böse Überraschungen bereithält. Für alle. Die Patienten wie das medizinische Personal: Thrombosen, Blutungen, Organversagen jeglicher Couleur. Covid-19 hinterlässt massive Kollateralschäden in vielen Organsystemen. Wir haben Dinge erlebt, die sich niemand außerhalb einer Intensivstation so recht vorstellen kann.

Vor allem das Sterben wurde zu einem Teil unserer Arbeit, den wir zwar kannten, nicht jedoch in diesem Ausmaß. Alle, die während der Pandemie im medizinischen Bereich einen Beitrag geleistet haben, lernten zudem eine andere Art des Sterbens kennen. Auf der Intensivstation kamen wir in Kontakt mit Menschen, die wir wach und klar kennenlernten, die kämpften und dann ganz plötzlich starben. Patienten, bei denen wir kaum vorhersagen konnten, ob sie es schaffen oder nicht. Es handelte sich um Menschen, die vor zwei Wochen keineswegs ahnten, dass ihr Leben zu Ende gehen könnte. Menschen, die noch etwas vorhatten im Leben. Menschen wie Thomas.

Thomas hatte eine „Infektionskrankheit“ erwischt und er hoffte, sie verlaufe wie eine Erkältung und klinge dann ab. Tatsächlich wurde der „Infekt“ aber von Tag zu Tag schlimmer. Irgendwann bat er seine Frau, die 112 anzurufen. Er verabschiedete sich von seinen Angehörigen und wurde ins Krankenhaus gebracht. Als Thomas in der Notaufnahme ankam und auf Normalstation gelegt wurde, machte sich das behandelnde Team große Sorgen um ihn. Sie merkten bald, dass es sehr ernst um ihn stand.

Kurz darauf wurde er zu uns auf die Intensivstation gelegt und war von nun an sehr eingeschränkt in seinem Radius. Besuch konnte er keinen mehr bekommen. Fürs Telefonieren war er meist zu schwach. Alle, die sein Zimmer betraten, trugen Plastikkittel und waren vermummt. Nur die Augen der Menschen waren zu erkennen.

Miteinander zu reden, fiel schwer. Thomas wegen der Luftnot, unter der er zunehmend litt, und akustisch war das Personal, das ihn versorgte, durch die Schutzausrüstung kaum zu verstehen. Dem Nachbarpatienten von Thomas ging es noch schlechter, deswegen hatte die Schwester Prioritäten zu setzen. Sie musste oft ins Nachbarzimmer, wo ständig die Alarme schrillten. Thomas wurde gebeten, sich selbst auf den Bauch zu drehen oder über eine Maske zu atmen. Das war anstrengend und kostete ihn unglaublich viel Kraft. Unter der Maske bekam er immer wieder Angst.

Thomas dämmerte langsam, dass er um sein Leben kämpfte. Er wollte nicht sterben. Die Ärztinnen, Ärzte und Pflegekräfte waren sehr nett und versuchten ihn, so gut es eben ging, zu motivieren. Sie hatten aber alle Hände voll zu tun und nur begrenzt Zeit.

Thomas hatte etwas, das sich anfühlte wie Ertrinken. Richtigen „Hunger" nach Luft. Ein schreckliches Gefühl. Als es noch schlimmer wurde mit seiner Luftnot, kam eine Ärztin, um ihm zu erklären, dass sie ihm mit dem Atmen helfen wolle. Für eine Zeit werde er beatmet werden müssen, sagte sie ihm. Und dafür werde er schlafen gelegt.

Tagelang hatte er genau gegen dieses Szenario angekämpft, nun aber leistete er keinen Widerstand mehr gegen den Vorschlag. Er konnte einfach nicht mehr. Ob er noch mal mit seiner Frau facetimen wolle, fragte ihn die Ärztin. „Ja", hauchte er.

Das Gespräch zwischen den beiden war schwierig, da er kaum noch Luft bekam. Der Pfleger bereitete die Narkosemittel, Kreislaufmedikamente und den Beatmungsschlauch vor. „Sie schlafen jetzt gleich ein, dann fällt Ihnen das Atmen leichter. Wir helfen Ihnen damit." Eine Schwesternschülerin hielt seine Hand, als er intubiert wurde. Von da an bekam Thomas nichts mehr mit.

Sein Zustand verschlechtert sich. Er wird auf den Bauch gedreht, später an die ECMO angeschlossen. Die Herz-Lungen-Maschine läuft schlecht. Die Blutgasanalysen sind mäßig. Dafür, dass der Patient reinen Sauerstoff über die Lunge bekommt und die ECMO auf voller Leistung läuft, kommen wir gerade mal auf eine Sauerstoffsättigung von 90 Prozent. Das Laktat steigt, der Zucker fällt. Typische Konstellation für ein Leberversagen. Kalium steigt auch an. Wir stellen die Dialyse auf Maximum. Wir fahren mit ihm noch mal in die Computertomografie. Hat er einen Darminfarkt oder was geht da gerade vor sich? Im CT zeigen sich die Organe Leber, Darm, Milz minderdurchblutet.

Schachmatt!

Wir rufen seine Frau an. Sie kann nicht kommen, da sie auf die Kinder aufpassen muss und keine Unterstützung greifbar hat.

In der Nacht verstirbt Thomas. Er wurde nur 32 Jahre alt und hinterlässt seine Frau und zwei Kinder.

Das Sterben eines an Covid erkrankten Patienten verläuft anders, als wir bisher das Sterben eines Patienten kannten. Wir haben vor der Pandemie auch Tragödien begleitet, keine Frage. Wir haben Krebskranke betreut, die am Ende ihres Kampfes standen. Plötzliche Herzstillstände, unklares Leberversagen von jetzt auf gleich oder Fälle, in denen das erhoffte Transplantat nicht mehr rechtzeitig kam – aber ein Covid-Sterben ist aus meiner Sicht schwer zu beschreiben.

Plötzlich waren wir vor die Frage gestellt: Wie behandelt man eine virale Infektionskrankheit, die bei vielen Menschen eher harmlos verläuft? Als Intensivmediziner weiß ich, dass jemand nach einem Herzinfarkt einen ganz schweren Weg vor sich hat. Gleiches gilt für ein Leberversagen und eine Sepsis. Bei Covid verhält sich das anders. Es ist ein schleichender Prozess, oftmals kontinuierlich in die falsche Richtung, ohne dass wir vorhersagen können, wie das Ganze ausgeht.

Covid, wie wir es auf der Intensivstation kennen, zeigt oftmals einen so quälend langsamen Heilungsverlauf, der uns zu einem neuen intensivmedizinischen Mantra brachte: durchhalten. Nichts anders machen. Keine neue Antibiotikatherapie, keine neue Drainage, einfach nur durchhalten! Die Patienten entsprechend motivieren und uns selbst auch. Denn diese Erkrankung sucht ihresgleichen. In Gänze ein emotionaler Horrortrip, für die Patienten wie Behandlerinnen und Behandler.

Die pure Masse an Fällen tut ihr Übriges. Ist gerade einer abgeholt worden vom Bestatter, kommt bald der nächste Covid-Patient mit unklarer Prognose. Und das über mehrere Jahre in heftigen Wellen … All das hinterlässt Spuren bei den Beteiligten und viele Fragen.

AUF EINMAL WAR ALLES ANDERS

Corona hat vieles im intensivmedizinischen Bereich offengelegt und neu in den Fokus gerückt. Ich selbst konnte ja anfangs, als die Ankündigungen über Corona losgingen, kaum glauben, dass es so schlimm kommen sollte, wie es prognostiziert wurde.

Als nämlich aus der Politik die Äußerung kolportiert wurde: Zum ersten Mal spiele (Achtung!) Geld keine Rolle, da habe ich mir richtig Sorgen gemacht. Ich dachte, wenn dieser Satz den Politikern über die Lippen geht, dann gnade uns Gott. Geld spielt keine Rolle? Von den Politikern? Junge, Junge! Dann muss an diesem Virus etwas dran sein. Ich will hier weg.

Und tatsächlich: Viele Prognosen wurden zur Wahrheit. Zwar nicht die wildesten Befürchtungen, dass wir zwei Patienten mit Schnüffelstücken an zwei Beatmungsgeräten würden beatmen müssen, aber sehr wohl hat sich von einem Tag auf den anderen vieles geändert: Es durfte kein Besuch mehr kommen. Die Kliniken wurden abgeriegelt. Die Anforderungen an Hygiene stiegen. Wir mussten uns ständig testen lassen. Es gab so unglaublich viele Dinge, die sich von heute auf morgen änderten, wo wir im Handling gefragt waren.

Das Medizinische stand dem Praktischen natürlich voran: Schwerstkranke Patienten kamen zu uns an die Charité, was bedeutete, dass die Betreuung unserer Patienten massiv zunahm. Auch die durchschnittliche Zahl der Geräte, die um die Patienten herumstehen, hat sich auf einmal vervielfacht. Und die Mortalität nahm stark zu.

Es kamen Patienten zu uns, bei denen sich im Einzelfall alle einig waren, der- bzw. diejenige wird es schaffen, er bzw. sie wird nicht sterben. Doch auf unseren Optimismus folgte wenige Tage später das Undenkbare: Der Patient bzw. die Patientin starb.

Es war und ist in vielerlei Hinsicht furchtbar: Junge, gesunde Menschen sind in einem Ausmaß gestorben, wie wir es vorher nie auch nur annähernd erlebt haben. Selbst in Fällen, wo jeder von uns dachte: Das darf einfach nicht passieren. Eine Schwangere beispielsweise verlor erst ihr Baby und starb wenig später selbst. Doch zwischendrin geschah auch wieder Hoffnungsvolles. Eine andere Schwangere lernte ihr Baby erst Wochen nach der Entbindung kennen und ging schwer gezeichnet in die Reha.

Solch unterschiedliches Erleben geht an niemandem spurlos vorüber. Intensivpflegekräfte und -ärzte zahlen einen hohen emotionalen Preis dafür, dass sie diesen Job machen. Und gleichzeitig herrscht ein hoher Druck, nun auch in dem Job zu bleiben. Es gab einzelne, die wollten vor der Pandemie aussteigen, weil ihnen der Druck zu hoch war und die Bedingungen zu mies. Dann kam die Pandemie und sie dachten: „Wenn ich jetzt aussteige, lasse ich die anderen im Stich." Aus Verantwortungsgefühl blieben sie. Sie sollten aber im Verlauf der Pandemie Situationen begegnen, die um einiges krasser waren, als alles andere zuvor.

Die Belastung war und ist riesig: physisch, psychisch, emotional und sozial. Ich kenne Leute, die deswegen ihre große Leidenschaft Intensivmedizin, ja sogar die ganze Medizin, an den Nagel gehängt haben. Und das sind keine Einzelfälle. Der Druck war und ist einfach immens. Andere sind mittendrin krank geworden, möglicherweise mit einem persönlichen Bezug zum psychischen Druck.

Stürme, wie Covid einer für uns in der Intensivmedizin war bzw. ist, haben einfach diese Eigenschaft, dass sie uns zu Leistungen animieren, zu denen uns ruhige Seen nicht animiert hätten. Wir sind in der Intensivmedizin noch einmal über uns hinausgewachsen und haben Tolles erreicht. Ja, wir haben auch Aufmerksamkeit bekommen, waren im Fernsehen und man respektiert unsere Leistung sicher mehr als vorher. Aber das hat niemand angestrebt. Niemand von uns hat sich diesen Sturm gewünscht, und wir alle sehnen uns das Ende der Pandemie herbei, die Intensivmedizin besonders.

Doch jeder, der schon einmal eine Krise erlebt hat, weiß: In einer Krise steckt auch eine Chance. Sie hat die Möglichkeit, manches zum Guten zu wenden. Und Covid war bzw. ist eine Krise, ein Sturm.

Lassen wir daher doch auch mal die Frage zu, ob die Pandemie für die Bedingungen in der Intensivmedizin nicht auch etwas Gutes haben kann. Das erfordert sicherlich einen anderen Blick. Ich jedenfalls nehme wahr, dass sie uns gezeigt hat, was wir leisten können, wenn wir zusammenarbeiten und vor allem zusammenhalten. Es ist ein abgedroschener Terminus, aber Teamwork oder interprofessionelle Zusammenarbeit – die Kooperation verschiedener Berufsgruppen wie Ärzteschaft und Pflege – ist wichtiger denn je bei der Versorgung kritisch kranker Menschen. Jede Berufsgruppe ist hier von Bedeutung und kann ihre Expertise für ein gutes Ergebnis einbringen.

Sie hat uns aber auch gezeigt, was die Überlastung mit Menschen machen kann: Burn-out, Stress, Überforderung. Wir mussten so viel Schmerz, Leid und Tod erleben wie nie zuvor. Es sind auch Kräfte in bisher nicht gekanntem Ausmaß aus der Intensivmedizin weggegangen. Erfahrene Leute, die praktisch nicht zu ersetzen sind. Alles schlimm und furchtbar und ich bin der Letzte, der die Auswirkungen auf die Intensivmedizin verharmlosen oder kleinreden will. Solche physischen wie psychischen „Schmerzen" sind nicht schön, aber Schmerzen haben auch einen Sinn. Sie weisen auf Missstände hin. Insofern sollten diese Schmerzen nicht ignoriert werden, sondern es sollte analysiert werden, was aus ihnen gelernt werden kann.

Nur wenn wir das verstehen, können wir die richtigen Schlüsse für die Neuausrichtung der Intensivmedizin ziehen. Es ist nun unsere Aufgabe, zu analysieren, was besser werden muss in der Intensivmedizin. Was muss passieren, damit die Menschen, die ihren Job einst mit Begeisterung ausführten, ihn wieder lieben? Welche Voraussetzungen müssen erfüllt werden? Um diese Diagnose erstellen zu können, gehen wir am besten noch einmal ganz an den Anfang des Sturms zurück.

DIE RUHE VOR DEM STURM

Februar 2020 trat die berüchtigte Ruhe vor dem Sturm ein. Das allgemeine „Standardprogramm“ von Wahleingriffen, die zwar wichtig und teils auch dringend, jedoch nicht als absoluter Notfall einzuschätzen sind, wurde heruntergefahren. Alle waren in Habachtstellung und nutzten die Zeit, um weitere Ideen zu einer Pandemiebewältigung zu entwickeln und sie uns vorzustellen.

Schon seit Wochen bereitete sich die Charité auf die Covid-Pandemie vor. Unzählige Meetings fanden statt, es wurden zig Maßnahmen getroffen, Intensivbetten erschlossen, Eskalationspläne entworfen, Bestellungen getätigt, Material geordert, und der ein oder andere spielte Wahnsinnsszenarien durch: „Kann man zwei Patienten mit einem Beatmungsgerät beatmen?“ War so in Italien ja nötig. Auch der Berliner Senat traf Vorkehrungen und plante die notfallmäßige Inbetriebnahme von Intensivbetten auf dem ehemaligen Messegelände im Internationalen Congress Centrum (ICC). Zusätzliche Betten und Beatmungsgeräte wurden aufgestellt, nur das Personal würde schwierig werden, wenn es denn so weit käme, dass man auch diese Betten brauchte.

Man merkte förmlich, wie mit den Berichten aus Südeuropa die Nervosität bei allen Beteiligten stieg. Einerseits bei den „Verantwortlichen“ in den Führungsetagen (die meines Erachtens einen guten Job gemacht haben), aber auch bei den operativ Arbeitenden, also beim Pflegepersonal wie auch bei uns Ärztinnen und Ärzten.

Wie machen wir es nun auf Station? Klimaanlage an oder aus? Müssen wir dann mit Maske und Kittel im Pausenraum sitzen? – Viele Leute hatten ganz viele Ideen, was man doch berücksichtigen müsse. All diese Bedenken, Ängste und Ideen aus dem Team wurden immer uns Oberärzten und der pflegerischen Stationsleitung vorgetragen. Wir hatten allerdings selbst so viel Pandemieerfahrung wie alle anderen, die nach der Spanischen Grippe 1920 geboren sind, und zugleich den Kopf voll mit vielen anderen Dingen. Denn die intensivmedizinische Situation ließ wenig Spielraum für zusätzliche Erkrankte, aber danach fragte ja keiner. Insofern fungierte die Leitung wie so oft als Projektionsfläche für Sorge, Angst und manchmal auch Wut. Sie war quasi der Zettelkasten für ein mehrwöchiges allgemeines Brainstorming zum Thema „Pandemie: Habt ihr daran schon gedacht? Eure Ideen, bitte!"

Dazu muss ich sagen, dass ich ein introvertierter Typ bin. Ich mag Menschen und arbeite gern mit anderen zusammen, aber Interaktion kostet mich Kraft. Ich tanke auf, wenn ich für mich bin und über Dinge in Ruhe nachdenken darf. Ungeachtet meiner Introvertiertheit ist es eine meiner wichtigsten Aufgaben, zuzuhören. Gott hat uns zwei Ohren und nur einen Mund gegeben, daher bin ich der festen Überzeugung, dass Zuhören ein bisschen wichtiger ist als Reden, gerade wenn man in einer Leitungsposition tätig ist. Menschen wollen vor allem gehört werden, sie wollen nicht für alles eine Lösung präsentiert bekommen. Letzteres signalisiert eigentlich eher, dass man die Tiefe eines Problems nicht verstanden hat, wenn man meint, innerhalb weniger Minuten die Probleme anderer gelöst zu haben.

Die Ruhe vor dem Covid-Sturm habe ich deshalb gar nicht als so ruhig empfunden. Denn ich habe sie zum Teil dafür genutzt, den Menschen zuzuhören, ohne den Anschein zu erwecken, dass ich für all ihre Sorgen eine sofortige Lösung oder die perfekte Antwort parat hätte. „Das ist ein wichtiger Punkt, danke für den Hinweis", war einer meiner am häufigsten gebrauchten Sätze in dieser Zeit. Und ich bin meinem Team unglaublich dankbar fürs Mitdenken und Vorausplanen, auch wenn die Ruhe vor dem Sturm mitunter anstrengend war.

Dann kam die Hygieneabteilung vorbei, um uns zu beraten und zu schulen. „Müssen wir auch im Pausenraum vermummt und verkittelt sein?", fragten wir uns. Der Gedanke an den Blockbuster „Outbreak" mit Dustin Hoffmann in der Hauptrolle ließ grüßen. Es wurde eine von der Anästhesie geführte Covid-Koordinierungszentrale aus dem Boden gestampft, die die Koordinierung aller Covid-Intensivpatienten Berlins und zum Teil Brandenburgs übernahm. Die Kolleginnen und Kollegen der Anästhesie konnten bereits vor der Pandemie bedeutsame Beiträge zur Entwicklung der Telemedizin leisten, was bei der Durchführung dieser wichtigen Arbeit enorm half. Sie haben nicht nur die Patientenströme koordiniert, sondern auch zum Teil mithilfe von Robotern Televisiten gemacht, Konsultationen durchgeführt und andere Krankenhäuser beraten, um Übernahmen an die Charité zu vermeiden. Ich habe großen Respekt vor dieser Leistung. Die Kolleginnen und Kollegen haben einen fantastischen Job gemacht und extrem viel gearbeitet.

Nach unserem circa dreiwöchigen Pandemie-Vorbereitungs-Bootcamp kamen in Süddeutschland die ersten Patienten auf Intensivstation. Bei uns ließen sie noch auf sich warten, und der eine oder die andere „fürchtete" schon, wir hätten mit all den Maßnahmen und Vorbereitungen überreagiert und es käme gar niemand. War das alles bloß Panikmache? Ein Kollege ließ sich sogar zu dem Kommentar hinreißen: „Jetzt muss es aber auch mal losgehen.“ – Für mich war das nicht so ganz nachvollziehbar, wieso musste es losgehen?

JETZT GEHT'S LOS

Bei jedem Patienten mit schwerem Lungenversagen, der der Charité angeboten wird, wird unabhängig von Tag und Uhrzeit eine interdisziplinäre Telefonkonferenz einberufen. Daran nehmen Oberärztinnen und Oberärzte als Vertreterinnen und Vertreter der Anästhesie, der Pulmologie und der internistischen Intensivmedizin/Nephrologie teil, alle verfügen über Intensivstationen mit sogenannten ARDS-Betten. Das sind Betten, auf denen Patienten bauchgelagert und notfalls an die ECMO angeschlossen werden können. Die interdisziplinäre Zusammenarbeit funktioniert gut und ist gekennzeichnet von großem Respekt. Jeder vorgestellte Patient wird interdisziplinär besprochen und dann nach Verfügbarkeit auf eine der ARDS-Stationen verteilt. Medizinisches Problem? Lösung? Geeignet für ECMO-Therapie? Transport wie? Auf welche Station geht der Patient? Müssen wir den abholen?

Mein Kollege informierte mich am Sonntagabend, dass ein Patient mit schwerem Lungenversagen der Charité zur Übernahme angeboten wird. „Der hat Covid." Ich wählte mich also in die Telefonkonferenz ein und wartete auf die anderen Teilnehmer.

Der Erste, der sich einwählte, sagte erst mal nichts. Normalerweise flachsen und witzeln wir zu Beginn etwas herum, aber nicht so dieses Mal. Die Anspannung war allen anzumerken, und obwohl wir auf alles vorbereitet waren, muss ich gestehen:

Ich war nervös. „Kommen die jetzt im Zehn-Minuten-Takt über den Ticker?", fragte ich mich. Eisiges Schweigen, bis er dann mit ruhiger Stimme sagte: „Jetzt geht's los."

Diese Worte werde ich nie vergessen, waren sie doch der Startschuss in eine ganz besondere Zeit. Was da aber noch keiner wusste: Sie würde uns alle unglaublich fordern. Es würde nie mehr sein wie vorher. Und die damalige Hoffnung, dass nach wenigen Wochen konsequenten Lockdowns alles vorbei sein sollte, bewahrheitete sich leider nicht. Die damalige Bundeskanzlerin Angela Merkel hatte recht mit ihrem Satz: „Wir stehen am Anfang der Pandemie."

Dieser erste Patient ging auf die infektiologische Intensivstation, später kamen wir an die Reihe.

„ICH BIN POSITIV"

Irgendwann im März 2020 rief mich mein Oberarztkollege und sehr guter Freund Jan an, als ich auf dem Weg nach Hause war. Das war nichts Besonderes. Wir stimmen uns oft eng ab und beziehen einander in viele Entscheidungen mit ein. Denn die sind oft sehr weitreichend und da kann es nicht schaden, wenn man noch mal jemanden fragt, der viel Erfahrung hat.

„Würdest du den noch anschließen?", lautet bei uns oft die Einstiegsfrage. Soll heißen, ob man glaubt, dass dieser lebensbedrohlich erkrankte Patient für eine ECMO-Therapie noch geeignet ist, oder ob dieses Prozedere ein unnötiges Verlängern seines Leidens, ein Hinauszögern seines Todes wäre. Jan hat einige Jahre Intensivmedizin mehr als ich auf dem Buckel und neben der ganzen Erfahrung ein unglaublich großes medizinisches Wissen. Darüber hinaus schätze ich an ihm seine Bescheidenheit. Er vermag es zwar nicht, alle Probleme lösen zu können, aber erstens hat er immer gute Ideen und zweitens hat man ihn immer auf der Seite, wenn's Ärger gibt oder was schief gelaufen ist. Und drittens weiß ich: Wenn ihm nichts mehr einfällt, ist's wohl echt ernst.

Er rief also an. Mein Turnus aus Früh- und Rufdienst ging gerade los, ich glaube es war gleich der erste Tag. Zwischen uns waren noch einige Fragen bezüglich der von ihm zuvor betreuten Patienten offen, die ich ohnehin mit ihm besprechen wollte. Dass er also anrief, passte perfekt.

„Daniel, ich bin positiv.“

Die Nachricht hatte gesessen. Ein tiefer Schlag in die Magengrube. „Was? Ist jetzt nicht dein Ernst, oder? Lass mich hier nicht allein, soll ich die Pandemie jetzt alleine abarbeiten?“, dachte ich, sagte aber: „Puh, das tut mir leid, wie geht es dir?“

Jan ließ sich nichts anmerken und verabschiedete sich in die Quarantäne, nicht ohne seine hundertprozentige Hilfe anzubieten – Telefonkonferenzen, E-Mails etc. wären für ihn kein Problem. Am Ende machte es faktisch keinen großen Unterschied für mich, da ich sowieso eingeteilt gewesen war. Nach einem milden Verlauf war Jan auch schnell wieder da, aber einen extrem wichtigen Mitarbeiter unserer Station – bei ohnehin angespannt dünner Personaldecke – sicher außer Gefecht zu wissen, machte es psychologisch nicht gerade einfacher und erhöhte den Druck enorm in dieser so wichtigen und gleichzeitig unsicheren Anfangsphase der Pandemie.

Wenig später informierte uns ein weiterer Kollege, dass er ebenfalls positiv getestet worden war. Zwei wichtige Ausfälle innerhalb weniger Stunden waren eine schwere Hypothek für unsere Bemühungen, die erste Welle zu bewältigen. Vor allem, weil das Ganze ausgerechnet zu der Zeit geschah, nachdem ein großer Teil unseres Teams abkommandiert war, um eine weitere Intensivstation aufzubauen.

Um das Ganze noch mal zusammenzufassen:

- Wir stehen unmittelbar am Anfang einer Pandemie unklaren, aber eher größeren Ausmaßes. Aus anderen hochentwickelten Ländern hören wir von kriegsähnlichen Zuständen, wo sich die Ärzteschaft überlegen muss, welchen Patienten sie noch behandelt und welchen sie zur Sterbebegleitung freigibt.

- Unsere Station ist wie einige andere Stationen designiert, Schwerstkranke zu behandeln.

- Ein großer Teil unseres eingespielten Teams war auf andere, neu erschlossene Intensivstationen verteilt und durch Kolleginnen und Kollegen ersetzt worden. Diese waren zwar alle nett, hochmotiviert und fähig, mussten aber erst mal eingearbeitet werden.

- Mein Oberarztkollege auf der Station war positiv, weitere Kollegen fielen ebenfalls aus.

- Was sollte als Nächstes kommen? Müssten wir Leute ohne Sauerstoff beatmen?

Kurz darauf hatte ich ein Telefonat mit meinem Chef, das ich in sehr positiver Erinnerung habe. Er ermutigte mich und drückte mir sein Vertrauen aus: „Sehen Sie zu, dass Sie, wo immer möglich, Ruhepausen und Erholung bekommen."

Die nächsten Tage und Wochen waren intensiv und aufreibend, aber unser Team hat super zusammengehalten und geliefert. Aber … es war ein schwieriger Auftakt in eine für uns alle sehr harte Zeit.

BAD CASE ODER WORST CASE?

Auf der Intensivstation erleben wir häufig, auch schon vor Corona, dass wir an einem Standort mehr Patienten als Betten haben. Ich würde das hier mal als Bad Case bezeichnen. Und dann passiert das Folgende: Alle Betten sind voll und es taucht ein Patient auf, der zum Beispiel in der Notaufnahme lebensbedrohlich zusammenbricht. Er wird behandelt, ins Koma gelegt, beatmet, mit Kreislaufmedikamenten versorgt, aber einen Behandlungsplatz auf der Intensivstation gibt es erst mal nicht. Das heißt, er wird als Notfallpatient erst einmal dort behandelt, wo er sich befindet: in der Notaufnahme, im Schockraum der Intensivstation oder sonst wo. Von wem? – Von den Leuten, die eigentlich noch eine Menge anderer Patienten haben. Was also gleichzeitig bedeutet, dass deren Versorgung automatisch in den Hintergrund tritt. Und die notwendigsten Dinge werden von anderen Kollegen übernommen, die sich auch nicht gerade langweilen.

Das Notwendige wird also erledigt, aber gründliche Pflege, ausführliche ärztliche Visite müssen in solchen Situationen zurückstehen. Ein solcher Bad Case tritt gefühlt immer häufiger ein. Wir haben uns inzwischen etwas daran gewöhnt, denn die Notfallmedizin lebt natürlich davon, dass wir auf ungewöhnliche Dinge mit Ruhe reagieren und unter den gegebenen Umständen Lösungen finden müssen. Darin sind Notfall- und Intensivmediziner erstaunlich geübt.

Am Ende der Stabilisierung und Versorgung findet dann oft eine Verlegung in andere Häuser statt. Ihr voran geht eine oft quälend lange Suche nach einem Bett, nach unkonventionellen Lösungen, um wieder eine gleichmäßige Versorgung aller Patienten zu gewährleisten. Nicht selten muss auch mal ein Patient auf Normalstation gelegt werden, der noch von der Intensivstation profitiert hätte. Wird aber in andere Häuser verlegt, so trifft es oft stabilere Patienten, da Patienten, die gerade gecrasht sind, für eine Verlegung einfach zu instabil sind.

Letztlich gehört ein solches Bad-Case-Szenario mittlerweile gewissermaßen zu unserem Alltag.

Was wäre aber dann ein Worst Case? – Worst Case wäre, wenn ein Notfallteam gleichzeitig mit 4, 5 oder 10 Patienten konfrontiert wäre. Da hilft auch alles Problemlösen und Priorisieren nichts, ein solches Szenario übersteigt einfach die Kapazitäten. Auf so etwas kann man sich auch nicht vorbereiten. Kapazitäten lassen sich nicht mal eben beliebig nach oben anpassen. Oder anders gesagt: Keine Feuerwehr der Welt kann gleichzeitig 20 lichterloh brennende Hochhäuser in verschiedenen Stadtteilen evakuieren und löschen. Da kommt es dann einfach zu Qualitätsverlusten, ja, und Todesfällen, die es nicht gegeben hätte, wenn nur ein Hochhaus gebrannt hätte.

Ein Worst Case besteht also darin, dass Patienten, die man behandeln will und nach allen uns bekannten ethischen Maßstäben auch behandeln soll, nicht mehr behandelt werden können, weil die Ressourcen einfach nicht da sind.

Wir haben es in Deutschland weisen Wissenschaftlern zu verdanken, dass wir den Worst Case bisher abwenden konnten, selbst während der Coronawellen. Und unser aller Ziel sollte es sein, dass dies so bleibt, und aktuell sieht es ja Gott sei Dank sehr danach aus.

Unsere schlimmsten Befürchtungen traten nicht ein. Der Anstieg der Patientenzahlen ging flott, aber sie kamen nicht im Zehn-Minuten-Takt über die Schwelle. Es war unglaublich anstrengend, auch emotional, aber es gab bei uns nicht die Triage-Situation, wo es zwei Patienten gibt, wir aber nur einen behandeln konnten. Wir alle sind froh, dass die schlimmsten Befürchtungen der Modellierer etwas unterschritten wurden.

Heißt das, die Vorbereitungen waren übertrieben? Alles Panikmache? Ganz sicher nein. Wenn wir das mal mit den Prognosen der Wetterfrösche vergleichen, stehen die Coronaprognosen meines Erachtens relativ gut da. Die Zahl der Intensivpatienten folgt ja mit einer großen Latenz erst nach Wochen der Zahl der Neuerkrankten und ist von vielen weiteren Faktoren abhängig, was ganz genaue Prognosen erschwert.

Daher bin ich den Verantwortlichen sehr dankbar, dass sie ernst genommen wurden, und sich daran orientierend geplant wurde. Wir konnten dadurch den Worst Case verhindern.

Der Bad Case ist allerdings in vielen Kliniken gang und gäbe. Und ihn zu ertragen, hat schon vielen intensivmedizinisch Tätigen gereicht, um der Intensivmedizin den Rücken zu kehren. Denn er übt einen so großen Druck auf das Personal aus, wie man sich nur schwer vorstellen kann.

VON DER AUSSEN- ZUR INNENSICHT

Die Pandemie und die öffentliche Berichterstattung über unsere Arbeit hat uns geholfen zu reflektieren, was wir da eigentlich machen. Auch wenn viele Darstellungen überspitzt, übersimplifiziert und manchmal platt waren, eine Sicht von außen gibt die Möglichkeit, auf Missstände hinzuweisen. Kritische Fragen beantworten sowie unser Tun und die Beweggründe dafür anderen Menschen erklären zu müssen, war sehr nützlich, um die Intensivmedizin zu reflektieren und unser Handeln zu beleuchten.

Als Intensivstation der Berliner Charité hat uns dabei besonders die Dokumentation „Charité intensiv“[7] geholfen, die von Carl Gierstorfer gefilmt und von Mareike Müller und Antje Boehmert großartig produziert wurde. Sie haben uns als Team während der zweiten Coronawelle im Herbst und Winter 2020 begleitet und der Außenwelt im Frühjahr 2021 mit der Ausstrahlung der vierteiligen Doku gezeigt, wie es wirklich auf einer Intensivstation war. Und jeder Intensivmediziner, der das gesehen hat und mit dem ich gesprochen habe, konnte beipflichten: „Ja, so war es.“ – Die Pandemiesituation auf unserer Intensivstation wurde einfach ehrlich und authentisch gezeigt.

7 Die mehrfach prämierte (u. a. Deutscher Fernsehpreis) TV-Dokumentation „Charité intensiv“ ist in der ARD-Mediathek zu sehen: *https://www.ardmediathek.de/sendung/charite-intensiv/staffel-1/Y3JpZDovL3JiYi1vbmxpbmUuZGUvY2hhcml0ZS1pbnRlbnNpdg/1*

In der Doku findet keine Effekthascherei statt nach dem Motto: mehr Blut, mehr Tod, mehr Sterben.

Für uns war eine Sache ganz besonders: Die Erlebnisse auf unserer Station, die im Alltag sonst so oft an uns vorbeirauschen und von jedem nur mit den eigenen Augen wahrgenommen werden, wurden in dieser Dokumentation aus anderen Perspektiven gefilmt. So wurde uns in den vier Teilen ein Spiegel vorgehalten. Wie wir mit dem „Sterben" umgehen, wenn wir verlieren. Wie wir um jeden Atemzug „kämpfen", auch wenn es aussichtslos ist. Wie wir dann weitermachen beim nächsten Patienten. Wieder alles tun und „hoffen". Was einfach anstrengend ist, emotional wie physisch. Und wie der „Glaube", das Hoffen auf eine Besserung, uns alle berührt und mitgenommen hat.

Innerhalb weniger Tage wurde Carl Gierstorfer als Regisseur zum festen Bestandteil unseres Teams. Mit seiner ruhigen, netten und interessierten Art war er nie ein Fremdkörper. Der Umstand, dass er sein eigenes Kamera- und Tonteam war, bedeutete für ihn zusätzlichen Stress. Für uns war es aber gut, dass nicht ständig noch zwei oder drei Leute mehr um ihn herumturnten. Das wäre dann doch für alle Beteiligten sehr anstrengend geworden, wenn in einem engen Zimmer nicht nur eine Dialyse, eine ECMO und drei Ärzte oder Ärztinnen stehen und agieren, sondern auch noch ein Filmteam.

Bald glich sich Carl uns auch äußerlich an und sah immer fertiger aus. Zu unser aller Erscheinungsbild trug ja bei, dass die Friseure geschlossen hatten. Doch Carl leistete sich kaum eine Pause und glich sich unserem Verhalten an. Er wollte nichts Wichtiges verpassen und blieb oft länger als manch einer von uns auf Station. Er sah das als seine Aufgabe an, schätzte unseren Job und wollte seinen Beitrag zur Bewältigung der Pandemie leisten. Er ging an die Grenze, so wie wir.

Physisch wie auch psychisch. Er knüpfte sogar engere Kontakte zu den Angehörigen und stieg in die Schicksale noch tiefer ein als wir. Er lernte Familien und Kinder unserer Patienten kennen und besuchte sie zu Hause. Wir konnten uns auf Blutgase, Laborwerte und Beatmungskurven konzentrieren, er aber ließ die Geschichten und den Schmerz der Angehörigen noch viel näher an sich heran.

Als dann einer der Patienten starb, muss das für Carl Gierstorfer so gewesen sein, als sei ein Bekannter von ihm gestorben. Er sagte selbst, dass er auch die ein oder andere Träne vergossen hat. Alles andere wäre mir sehr suspekt gewesen.

Carl hat die gesamten Dreharbeiten ungeimpft bei uns verbracht. Während das medizinische Personal der Reihenfolge nach Ende Dezember, Anfang Januar geimpft wurde, blieb er bis zum Ende seiner Arbeiten bei uns – ungeimpft. Er war in der Reihenfolge erst später dran. Ich bin sehr froh, dass er sich nicht angesteckt hat, das hätte ja durchaus passieren können.

Aus meiner Sicht hat er einen riesigen Beitrag geleistet zur Bewältigung der Pandemie. Die Doku ist Millionen Mal angeklickt worden in der Mediathek und hat so für Verständnis geworben. Sie zeigt, wie es in der zweiten Welle wirklich war.

Die Dokumentation hat uns enorm geholfen, einmal auf der Metaebene zu sehen, in was für einer außerordentlichen Situation, in welch dramatischem Dauerausnahmezustand wir eigentlich arbeiten und zum Teil leben. „Intensiv"-station ist wirklich der richtige Begriff dafür. Intensiv sind die Erfahrungen der Menschen wie kaum an einem anderen Ort. Patientinnen und Patienten, die dort behandelt werden, haben Todesangst. Menschen, die dort hinkommen, um ihre Angehörigen zu besuchen, zittern um deren Leben. Beschäftigte, die dort arbeiten, wissen, dass ein Großteil der Patienten es nicht schaffen wird. Welcher Arbeitsplatz könnte intensiver sein? – Wir haben uns an all das „Intensive" aber auch gewöhnt.

Ist das nun gut oder schlecht, mag sich vielleicht manch einer fragen. Wir brauchen eine Distanz zu den Erlebnissen und Dramen, die sich auf der Station abspielen. Wenn wir die ganze Zeit emotional mitfieberten, können wir nicht funktionieren und damit ist niemandem gedient. Aber allzu distanziert zu sein, ist auch nicht gut. Wir müssen ein Gefühl dafür entwickeln, womit wir uns wohlfühlen.

Ich habe oft ein schlechtes Gewissen, wenn ich mich in einem Patientenzimmer mit Pflegekräften oder Ärzten unterhalte. Da nebenan liegen zwei sterbenskranke Menschen und ich klopfe hier Sprüche? Pietätlos, unbarmherzig, kalt erscheint das Außenstehenden. Wir aber haben uns an den Anblick lebensgefährdeter, komatöser, sogar sterbender Menschen gewöhnt und es gelingt uns mitunter, das auszublenden.

Vor dem Beginn der Pandemie habe ich mal eine Intensivkrankenpflegerin gefragt, wie sie mit dem Wahnsinn seit 25 Jahren umgeht, weil sie so extrem ausgeglichen wirkt und den Job richtig, richtig gut macht: „Hiltrud (Name geändert), hier stirbt ein junger Mann ohne Vorerkrankungen, der vorgestern ohne jede Vorankündigung einen Herzinfarkt erlitten hat. Nimmt dich das mit?" – „Nicht drüber nachdenken", antwortete sie. „In 50 Minuten habe ich Feierabend."

Wahrscheinlich gelingt es nicht jedem, eine solche Grenze zu ziehen, und manchmal muss man das Erlebte auch an sich heranlassen, aber für Hiltrud scheint ihr Umgang damit zu funktionieren.

Die Medienpräsenz hat Empathie für unsere Arbeit bewirkt. Man hat in der Gesellschaft, glaube ich, verstanden: Die Bedingungen sind mies, viele Kräfte – Ärzte wie Pflege – verlassen die Intensivmedizin. Wir müssen diese Aufmerksamkeit nun noch mehr dafür nutzen, um zu sagen, was wir brauchen und wie wir den Karren aus dem Dreck ziehen. Es ist nicht unsere Aufgabe, Lösungen für jedes Problem zu benennen. Ich glaube auch, ein Feuerwehrmann muss keine Finanzierungspläne für sein Löschfahrzeug vorlegen. Er darf aber in der Öffentlichkeit sagen, was er braucht. Vor allem, wenn es um ordentliche Bedingungen geht, das Löschen bekommt er so hin.

KOMPLIKATIONEN – NICHT SCHÖN, KOMMEN ABER VOR

Es war ein Sonntagabend im Winter 2020/21, als wir uns nach Brandenburg in ein anderes Krankenhaus aufmachten. Michael, mein Kollege, und Carl Gierstorfer als Autor, Kamera- und Tonmann der Fernsehdokumentation waren dabei. Die Sachlage war relativ eindeutig: Ein Patient hatte ein schweres Lungenversagen, bei dem alle konventionellen Therapieverfahren ausgeschöpft und ausgereizt waren. Obwohl reiner Sauerstoff mit höchstem Beatmungsdruck über den Schlauch in den Patienten geleitet wurde, kam nicht genügend Sauerstoff an. Seine letzte Hoffnung war die ECMO.

Klingt hoffnungsvoll, aber die ECMO ist und bleibt ein sehr invasives Verfahren, bei dem recht dicke Schläuche in den Körper eingeführt werden, die dann drei bis fünf Liter Blut pro Minute aus dem Körper heraus- und wieder hineinbefördern. Bei jedem ECMO-Anschluss muss neben der medizinischen Indikation auch die ethische Frage beantwortet werden, ob diese Therapie für den Patienten infrage kommt. Das heißt aber nicht, dass wir diese Therapie irgendwem aus Kosten- oder organisatorischen Gründen vorenthalten wollen. Wir haben schon Patienten angeschlossen, die keine Versicherung hatten. Aber es gilt zu klären, ob für den Patienten ein selbstständiges, selbstbestimmtes Leben ein realistisches Therapieziel ist oder ob die ECMO-Therapie das unvermeidliche Sterben lediglich um wenige Tagen oder Wochen hinauszögert.

Leider werden von Zuweisern und Angehörigen gelegentlich falsche Hoffnungen auf die ECMO-Behandlung projiziert. Sie ist ein Überbrückungsverfahren, mit dem man Zeit gewinnen kann, ein Wundermittel ist sie nicht. Wer aufgrund von Begleiterkrankungen oder eines hohen Alters keine realistische Chance hat, sollte nicht an die ECMO angeschlossen werden. Nehmen wir als Beispiel jemanden, der eine chronisch fortschreitende Lungenerkrankung hat, die nicht heilbar ist. Wenn dieser Patient für eine Lungentransplantation nicht infrage kommt und keine akute Erkrankung vorliegt, die hoffen lässt, dass sich seine Lunge wieder erholt, so ist er kein Kandidat für eine ECMO-Therapie. In Deutschland war die Sterblichkeit von ECMO-Patienten im internationalen Vergleich sehr hoch. Das hat unterschiedliche Gründe. Einer liegt darin, dass wir hierzulande auch ältere, schon vorerkrankte Patientinnen und Patienten noch angeschlossen haben. Wir haben in Deutschland die Grenzen für dieses Ausnahme-Therapieverfahren sehr großzügig gezogen.

Natürlich muss auch geklärt werden, ob der Patient das Verfahren überhaupt gewollt hätte, ob also eine Einwilligung vorliegt. Nun ist das immer so eine Sache mit Einwilligungen vor lebensrettenden Eingriffen. Die wenigsten Patienten haben einen Zettel dabei, auf dem steht, dass sie im Falle eines Falles wiederbelebende Maßnahmen befürworteten. Das muss man sich dann als Arzt erschließen, vielleicht Angehörige und Betreuer befragen, wenn die Zeit dafür ist. Oft (aber längst nicht immer) aber haben wir sie nicht.

Trotzdem – es lohnt sich doch, noch mal fünf Minuten zu investieren, um Angehörige zu erreichen. Manchmal sagen die, der Patient wollte zeit seines Lebens nie zum Arzt und an Geräte angeschlossen werden, und das da – zwei dicke Schläuche in die Leiste bzw. den Hals –, das hätte er schon mal gar nicht gewollt … Wichtig ist also, dass man die Zeit, die man hat, nutzt, bevor es so weit kommt. Man sollte sich einfach häufiger die „Was-wäre-wenn-Frage“ stellen.

In Brandenburg angekommen sprach ich also zunächst mit der zuständigen Intensivpflegerin und fragte sie, wie der Patient so drauf gewesen sei, bevor er ins Koma gelegt wurde. „Er war ein ganz netter Patient, hat alles versucht umzusetzen, was wir ihm gesagt hatten, er war immer kooperativ. Und er hat so gekämpft …“

Diese Beschreibung enthielt schon genug an Informationen: Der Patient war offenkundig interessiert an einer medizinischen Behandlung. Er war bereit, Anstrengungen zu unternehmen, um wieder zu genesen, und machte aktiv mit. Er war wach und kooperativ. Angehörige hatte der Patient allerdings nicht, es gab lediglich einen gesetzlichen Berufsbetreuer, der jedoch an dem Sonntag nicht zu erreichen war. Die entscheidende Frage für uns war also, ob wir die medizinische Therapie massiv ausweiten sollten – wohlwissend, dass er anschließend einen sehr langen Aufenthalt vor sich haben würde. Die Alternative war, dass er mit hoher Wahrscheinlichkeit zeitnah versterben würde.

Zusammenfassend ließ sich feststellen, dass der Patient die medizinische Indikation für eine ECMO-Therapie erfüllte, und wir haben uns rasch auf diese vorbereitet, da er recht instabil war. Trotz maximal eskalierter Beatmungstherapie lag seine Sauerstoffsättigung bei 80 Prozent, was deutlich zu niedrig und mit dem Leben nicht lange zu vereinbaren ist. Wir entschlossen uns also zur notfallmäßigen ECMO-Anlage.

Die Punktion der Gefäße lief problemlos, wir dehnten die Gefäße stufenweise auf und platzierten dann die venösen Kanülen. Die eine endet auf der Höhe des Bauchnabels, die zweite wird bis zum Herzen vorgeschoben.

Das Nächste, was passierte, war, dass mir die Schwester mitteilte, dass der Patient keinen Blutdruck mehr habe. Das ist immer eine ganz schlechte Nachricht. Mich überraschte sie, weil kein Monitor alarmiert hatte. Offenkundig waren die Alarme ausgeschaltet worden. Wie auch immer, wir mussten schnell handeln, leiteten die Reanimation ein und holten einen weiteren Arzt dazu.

Bei einem Herz-Kreislaufstillstand geht es oft drunter und drüber. Wichtig ist, dass man einen kühlen Kopf bewahrt. Nur so kann man die richtigen Entscheidungen treffen. Hier mussten wir erst mal herausfinden, was denn nun die Ursache dafür war. Infrage kam, …

- dass wir mit einer der Kanülen ein Gefäß oder den Herzbeutel verletzt hatten,

- dass wir eine Rhythmusstörung hervorgerufen hatten

- oder dass sich der Patient aufgrund seiner Lungenentzündung akut weiterverschlechtert hatte.

Möglichkeit Nr. 2 schied aus, weil das EKG keine höhergradige Rhythmusstörung zeigte, und die dritte wäre theoretisch möglich und mir die liebste Option gewesen, denn das hätten wir mit der ECMO schnell behandeln können, doch mich fragte niemand, was mir lieb wäre, und die Wahrscheinlichkeit dafür gab es auch nicht. So blieb nur Möglichkeit Nr. 1. Und eine Grundregel in der Medizin besagt, dass, wenn sich ein

Patient im zeitlichen Zusammenhang mit einer medizinischen Prozedur verschlechtert, sich dies in 99 Prozent der Fälle auf eben diese zurückführen lässt.

Ich ließ mir den Herz-Ultraschallkopf geben und sah, dass sich reichlich Flüssigkeit im Herzbeutel befand, wahrscheinlich Blut. Damit war klar, der Patient hatte durch die Kanüle, die wir blind vorgeschoben hatten, eine Herzbeuteltamponade entwickelt. Dabei wird das Herz eingeengt und es kann kein Blut mehr in die Hauptschlagader fließen – der ausschlaggebende Grund für den fehlenden Blutdruck.

Da die ECMO fast lief, wechselten wir die ECMO zunächst von ursprünglich geplanter Lungenunterstützung auf Herzunterstützung. Dafür mussten wir eine zusätzliche arterielle Kanüle in die Leiste einführen, was gut gelang. Das Blut wurde dann in die Aorta zurückgegeben. Das, was das Herz nicht mehr leisten konnte, übernahm nun die ECMO und der Patient hatte wieder einen Kreislauf. Als Nächstes legten wir noch eine Drainage in den Herzbeutel, was auch gut klappte. Danach war der Patient wieder stabil.

Dennoch … ich fühlte mich hundsmiserabel – wie immer nach Komplikationen. Ich wollte dem Patienten helfen, und davongetragen hatte er einen Kreislaufstillstand. Das Ganze fühlte sich an wie ein verschossener Elfmeter in der Nachspielzeit oder ein Eigentor – vor 70.000 eigenen Fans im Heimspielstadion. Einfach nicht gut. Dass der Patient ohne unsere Maßnahme zeitnah gestorben wäre, dass dies ein aus der Not geborener Eingriff war – das alles in Relation zu denken, hilft in einem solchen Moment wenig. Auch dass solche Komplikationen nicht immer vermeidbar sind, hilft erst mal nicht. Ich war froh und erleichtert, dass wir den Patienten wieder hingekriegt haben und ihn stabil ins Virchow-Klinikum bringen konnten.

Dass das Ganze auch noch gefilmt wurde, war für mich die Krönung. Da macht man einen Eingriff tagtäglich und eigentlich geht immer alles gut. Und dann ist eines Tages das Fernsehen dabei und der Patient kriegt einen Kreislaufstillstand. Carl war in dem Moment auch der Schock ins Gesicht geschrieben. Er half zeitweise mit, besorgte uns Kanülen und assistierte uns. (Meine Versuche, ihn zu einem Medizinstudium zu überreden, liefen aber leider immer wieder ins Leere.)

Letztlich bin ich froh, dass es auch diese Sequenz in die Fernsehdokumentation „Charité intensiv" geschafft hat. Denn so ist Intensivmedizin. Es passieren halt Komplikationen, es ist hektisch. Wenn wir nicht sofort reagieren, wenn wir nicht klar denken können, wenn die Dinge nicht da sind, wo sie sind, wenn nicht jeder weiß, was zu tun ist … dann ist einer tot und bleibt tot!

Bei so einer Reanimation braucht man locker vier bis fünf Leute, die wissen, was sie tun. Doch auf Station gibt es noch mehr Patienten, auf die aufgepasst werden muss. Intensiv- und Notfallmedizin ist nichts, wo man sagen kann, da sparen wir jetzt mal drei Stellen ein. Wenn keine erfahrenen Leute da sind, wird die Qualität halt schlechter und es kann auf Probleme nicht mehr richtig reagiert werden. Seit der Coronapandemie sind die Einspar- und Optimierungsprogramme erschöpft. Sie waren es sogar schon vorher. Vieles ist ausgereizt. Und wenn jetzt weiterhin der Personalschlüssel so gelassen wird, wie er ist, dann hat das Konsequenzen für die Qualität.

HARDCORE-COVID-PHASEN

Wir bekamen während der Coronawellen viel Unterstützung aus anderen Teilen der Klinik. Pflegekräfte der Normalstation und aus dem OP-Bereich, Ärztinnen und Ärzte ebenfalls von Normalstationen und anderen in der Pandemie weniger geforderten Fachdisziplinen. Das war erst mal positiv, um die Zahl der Köpfe auf der Intensivstation zu verbessern. Es brachte allerdings die Herausforderung mit sich, die „Newbies" anzuleiten.

Parallel kamen zu uns die Kränksten der Kranken, die einfach ein Behandlungsteam mit langjähriger Erfahrung benötigten. Diese Patientinnen und Patienten brachten so viele Komplikationen und böse Überraschungen in ihrem Krankheitsverlauf mit, da herrschte nie Ruhe auf Station. An zwei bis drei Stellen auf Station brannte es immer: eine ECMO, die partout nicht lief, ein Patient, der blutete und blutete, sodass dauernd ein Arzt danebenstehen, Blutprodukte in ihn hineinfüllen und ständig auf Blutdruckschwankungen mit Anpassung der Laufraten der Spritzenpumpen reagieren musste. Gleichzeitig kamen Neuaufnahmen, die komplett „neu verkabelt", also mit Kathetern und ECMO-Schläuchen versehen werden mussten. Wenn einer mal nicht so krank war oder erste Besserungstendenzen zeigte, wurde er relativ schnell verlegt auf eine andere Station, um Platz zu schaffen für die, die direkt vom Tod bedroht waren.

Viele sehr ernste Angehörigengespräche, sogenannte „End-of-life"-Gespräche, standen an über Patienten, die keinerlei Vorerkrankungen hatten. Diese kann man nicht an einen Assistenzarzt delegieren, der erst seit zwei Wochen auf der Intensivstation tätig ist, die muss jemand mit Erfahrung machen.

All das ging so über Wochen … Vor allem ging es an die physische Substanz. Die erfahreneren Kollegen machen bei uns ab 15 Uhr Dienst und bleiben bis zum nächsten Morgen. Das war schon vor Corona so, und alle waren mit diesem System zufrieden. Bei dieser Art 16-Stunden-Dienst wird aber quasi vorausgesetzt, dass die diensthabende Person ab Mitternacht Bereitschaftsdienst hat, also normalerweise schlafen kann, aber für Notfälle ansprechbar bleibt. Wenn jedoch aufgrund der anhaltend lichterloh brennenden Station nicht daran zu denken ist, dass sich diese Person hinlegt, generiert sie einen Schlafmangel, der es in sich hat. Da hilft ihr selbst ein anwachsendes Überstundenkonto nicht weiter, denn die Aussicht, diese Stunden „abfeiern" zu können, war ja nicht gegeben.

In Zeiten, in denen die Hütte brennt, wird jede Person gebraucht. Insofern war die sonst geläufige Titulierung „Bereitschaftsdienst" oftmals eine Farce, es war ein Nachtdienst nach dem anderen, da die betreffenden Ärztinnen und Ärzte nicht ansatzweise mal schlafen konnten. Bei vielen baute sich ein Schlafdefizit auf, das nicht nur an die physische Substanz, sondern auch an die emotionale ging. Hinzu kamen die unglaublich belastenden Situationen von immer schlechter werdenden Nachrichten. Mit jedem Anstieg der Inzidenzzahlen wussten wir irgendwann ja, dass bei uns auf Station die Fallzahlen wieder steigen würden. Und damit würde wieder zunehmen, dass wir selbst zum Überbringer schlechter Nachrichten werden und teils Familien aushalten mussten, bei denen sich die Trauer in Wut gegenüber dem Behandlungsteam ausdrückte.

Das führte bei uns allen dazu, dass das Nervenkostüm noch dünner wurde und manchmal die ohnehin schon kurze Zündschnur schneller abbrannte als sonst.

Angesichts der Vielzahl an Patientinnen und Patienten wurde oft Gebrauch davon gemacht, den diensthabenden Arzt bzw. die diensthabende Ärztin zu rufen. Denn beginnt auf Station eine 30-Jährige zu sterben, die man vorher mit allen Mitteln retten wollte, muss in der Nacht mehrmals Rücksprache gehalten werden. Außerdem riefen engmaschig andere Kliniken an und fragten unser Team um Rat, da sie nicht mehr transportfähige Patienten, die eigentlich hätten zu uns kommen sollen, nun selbst betreuen mussten. Solche Schwerstkranken wurden rund um die Uhr in Telefonkonferenzen besprochen und die härtesten Fälle doch noch abgeholt.

Kaffee und Ibuprofen hielten uns arbeitsfähig. Und jeder musste für sich lernen, mit dieser Ausnahmesituation fertig zu werden. Ich gebe zu: Wenn in der „Morgenandacht", unserer Frühbesprechung, die Dinge nicht so vorgestellt wurden wie gewünscht, bekamen die Assistenzärzte auch mal die Folgen meines Schlafmangels zu spüren. Ungeduld wurde da manchmal zu Zynismus. Ich war aufgrund der physischen, emotionalen Anspannung selbst nicht immer fair. Das tut mir leid. Manchmal fehlte mir angesichts von nur zwei Stunden Schlaf einfach die nötige Barmherzigkeit mit den Kolleginnen und Kollegen. Mein Verhalten will ich damit nicht rechtfertigen, aber so etwas kann passieren, wenn der Schädel brummt.

Dass die Situation so war, war nicht die Schuld eines Dienstplaners oder Arbeitgebers. Ich bin mir sicher: Die Situation war bei allen Maximalversorgern dieselbe. Innerhalb Berlins hatte ich durch unsere Patienten-Abholaktionen einen guten Einblick in alle Kliniken. Überall waren die Leute mehr als

„drüber". Das System war schon immer auf Kante genäht und für eine solche Pandemie mit den genannten Zusatzstrapazen einfach nicht ausgelegt. Für solche Akutsituationen braucht man einfach erfahrene Intensivmedizinerinnen und -mediziner, die man sich nicht mal eben backen kann. Das Personal, das wir zusätzlich bekamen, machte zwar einen Riesenjob, aber das waren halt keine erfahrenen Leute. Doch allen war klar, dass sie (die erfahrenen Intensivmediziner) es nun sind, die die Situation regeln müssen. Und sie haben sie geregelt.

Gott sei Dank erlebten wir während der Coronawellen nie eine Situation, in der sich vier oder fünf Leute unseres Behandlungsteams gleichzeitig infizierten und erkrankten. Der ein oder andere wurde zwar Covid-positiv und fiel dann aus, aber unser Dienstplaner besetzte den Ausfall schnell und geschickt nach. Die Bereitschaft, trotz Müdigkeit noch mal einzuspringen, war von allen immer hoch.

Rückblickend gesehen glaube ich, dass wir nur deswegen – weil die Einsatzbereitschaft der Einzelnen so immens hoch war, weil keiner gefragt hat, was ihm eigentlich zusteht, weil alle wussten, was die Stunde geschlagen hat, weil alle weit über das Zumutbare hinausgingen – keine Triage brauchten. Alle Patienten konnten stets behandelt werden. Aber … die Arbeitsbedingungen in dieser Zeit waren schwierig. Die Leute unseres Teams sahen müde und kaputt aus, ich habe mir wirklich Sorgen gemacht und mache sie mir immer noch, denn der eine oder die andere hat sich immer noch nicht gänzlich von den Strapazen erholt.

Corona hat offenkundig sichtbar gemacht: Es gibt eine Kapazitätsgrenze. Wir haben sie erreicht, und zwar mehrfach in der Pandemie. Und das müssen wir zuallererst einmal bewusst zur Kenntnis nehmen.

Wir müssen einfach über mehr erfahrene Intensivmedizinerinnen und -mediziner verfügen und sie über Jahre in dem Job halten. Wir brauchen sie. Glauben Sie mir das: Es ist für den Patienten ein Riesenunterschied, im Zweifel von Leben und Tod, ob da nachts jemand vor Ort ist, der das schon einige Jahre macht oder eben jemand, der das erst seit einigen Monaten macht, mit einer telefonischen Standleitung zu seinem Rufdienst. Von der ersten Sorte gibt es nicht mehr so furchtbar viele. Der Beruf macht zwar Spaß und die meisten machen ihn aus Leidenschaft, aber es gibt eben auch einige attraktive Alternativen.

Neben Arbeitszeit und Entlohnung spielt da auch Wertschätzung eine Rolle. Wir haben immer noch das Wissenschaftszeitgesetz in Deutschland, das Nachwuchskräfte vor prekären Verhältnissen bewahren soll. Es ist mittlerweile aber auch Anlass fürs Karriereende. Das Gesetz regelt die Befristung von Arbeitsverträgen für wissenschaftliches Personal mit akademischer Ausbildung an staatlichen Hochschulen und Forschungseinrichtungen sowie an staatlich anerkannten privaten Einrichtungen. Ein unbefristetes Verhältnis haben also die wenigsten, eine gewisse Rotation in der Wissenschaft ist nämlich erwünscht.

Nun gibt es aber Leute, die sind in Sachen Intensivstation wahre Expertinnen und Experten, erst recht nach Corona. Sie sind mit allen Wassern gewaschen, können alles und geben ihr Wissen an andere weiter. Solche Leute braucht man im Team. Viele von ihnen wären sogar bereit, auch ohne eine der raren entfristeten Oberarztstellen an einer Universitätsklinik weiterzuarbeiten. Sie dürfen dies aber nicht, weil sie nach der Promotion und dem Wissenschaftszeitgesetz nur neun Jahre an einem Ort weiterarbeiten dürfen, dann ist dort Feierabend. Für viele ist das der Zeitpunkt, wo sie dann nicht zum städtischen Versorger gehen, sondern frustriert und im Zweifel mit ein bisschen nachvollziehbarer Bitterkeit die Intensiv- und Notfallmedizin verlassen. Sieht so Wertschätzung aus?

Klar ist, es können an einer Universität nicht alle entfristet werden, aber für verdiente Mitarbeiterinnen und Mitarbeiter wünsche ich mir einfach eine Ausnahmeregelung, die dem Arbeitgeber und vor allem dem Patienten nicht nur Qualität, sondern den Beschäftigten selbst auch persönliche Zukunftsplanung sichert. Wir können auf sie nicht ohne Weiteres verzichten. Eine Zahl an mitarbeitenden Köpfen lässt sich leicht konstant halten, nicht aber die Qualität der Köpfe.

Corona hat auch sichtbar gemacht: Wir brauchen einen besseren Überblick über die Bereitschaftsdienste. Wo oftmals durchgearbeitet werden muss, ist die Titulierung „Bereitschaftsdienst" irreführend. Insofern braucht das System der Dienste hier eine Anpassung, es muss eine andere Lösung her. Ob es reicht, mehr Dienste für Ärztinnen und Ärzte einzuführen, sofern diese durch die Personaldichte überhaupt besetzt werden können, kann ich nicht beurteilen. Jedenfalls dürfen Universitäten und Krankenhäuser mit einer Lösung nicht alleingelassen werden, so viel ist klar. Da braucht es Lösungen seitens des Gesetzgebers. Es würde jedenfalls ein schlechtes Bild abgeben, wenn die Verantwortlichen aus der Situation der Coronapandemie und ihren Wellen, die auf dem Rücken vieler im medizinischen Bereich tätigen Menschen ausgetragen wurden, nichts gelernt hätten.

BETTEN, DIE KEINE BETTEN SIND

„Wir haben kein Bett“, sagte die Stationsschwester ins Telefon und beendete das Telefonat. Verwundert sprach ich sie an: „Doch wir haben sehr wohl noch ein Bett. Am Ende des Flurs vor der Station stehen sogar zwei frisch gemachte, mit Plastikfolie überzogene, vollelektrische Betten, die nur darauf warten, dass Patienten in sie hineingelegt werden.“ Gelächter brach unter den anwesenden Schwestern aus. Ein paar Sekunden später erklärte man mir den Unterschied zwischen Betten und Betten, die keine sind.

Ich hatte damals, im August 2000, gerade meinen Zivildienst begonnen und in den ersten Tagen auf Station bereits vieles gelernt: das Essen zu verteilen, die Teller wieder einzusammeln, Eisbeutel auszugeben – alles kein Problem. Nur das Rechnen mit der Anzahl der Betten schien eigene und mir unbekannte Gesetze der Mathematik bzw. des Krankenhauses zu haben.

Wenn im medizinischen Bereich von Betten die Rede ist, gehört dazu zunächst einmal das Bett an sich. Hieran mangelt es in Deutschland selten. Enger wird es hingegen bei der personellen Zuordnung, denn zu einem Bettenplatz gehören eine Pflegekraft und ein Mediziner bzw. eine Medizinerin. Um es klar und deutlich zu benennen: Ein Bettenplatz setzt sich aus zwei Faktoren zusammen – dem Stellplatz auf Station im Krankenhausgebäude und der Gewährleistung der Versorgung dieses Bettes bzw. Patientenplatzes durch medizinisches Fachpersonal.

Ganz besonders eng ist dieser Bettenschlüssel auf einer Intensivstation, weil dort ja eine lückenlose medizinische Betreuung erforderlich ist, da die Patienten akut lebensbedroht sind. Bei einem Schlüssel von 1:1 zum Beispiel (den gibt es glaube ich nur im OP) hätte man pro Patient eine Pflegekraft. Allgemein gewünscht ist ein Pflegeschlüssel von 1:2 auf der Intensivstation, also eine Pflegekraft betreut zwei Patienten. Der neue Tarifvertrag der Charité hat dieser Forderung mehr als Rechnung getragen und fordert nun sogar einen Schlüssel von teilweise 1:1,7.

Das heißt, wenn am Anfang der Schicht neun Pflegekräfte da sind und sich 23 Patienten auf Station befinden, sollte man sich fragen, ob das letzte Bett, das noch frei ist, belegbar ist. Das würde nämlich in diesem Falle bedeuten, dass 5 Patienten zu viel sind und nun von den verbliebenen Kräften versorgt werden müssen.

Ein Unterschreiten dieser kritischen Untergrenzen führt unweigerlich zu Qualitätsverlusten auf der einen und zu massiver Unzufriedenheit beim Personal auf der anderen Seite. Denn die Arbeit wird ja nicht weniger. Es müssen Medikamente aufgezogen, Patienten gedreht, Dialysemaschinen angeschlossen und abgenommen, auf Alarmsignale reagiert und Unmengen an Daten und Informationen dokumentiert werden. Insofern braucht ein Bettenplatz bzw. ein Patient eben auch das Personal, das ihm all das sichert und bietet.

Auch die Coronasituation zeigte: Selbst die Kapazität von Intensivbetten, in denen Patienten liegen und beatmet werden, kann im Bedarfsfall schnell hochgefahren werden. Betten im Sinne einer Stellfläche auf Station sind nicht das Problem.

Aber Covid ist eine so vielschichtige und komplikationsbehaftete Erkrankung, die erfahrenen Intensivmedizinern und -pflegekräften alles abverlangt, physisch wie psychisch, sodass bei dieser Hochleistungsintensivmedizin schnell die menschlichen bzw. damit die Ressourcen für eine Versorgung der Betten erreicht sind. Hier nur ein paar Beispiele komplexer Fälle, was die Covid-Situation auf einer Intensivstation mit sich bringt:

- Patienten, die dauertransfundiert werden.
- Notfallmäßig durchgeführte ECMO-Wechsel, die in der Nacht innerhalb von Minuten erfolgen müssen, sonst ist der Patient tot.
- Patienten, die hochakut mit Blutungen in die Angiographie (radiologische Untersuchung, bei der die Gefäße mit Kontrastmittel gefüllt und lebensbedrohliche Blutungen gestillt werden) begleitet werden müssen, um dort sechs Stunden zu verweilen, in der Hoffnung, dass die Radiologin die Blutung im Bauch stoppen kann, während zwischenzeitlich der Patient mit acht Beuteln Blut versorgt wird.

Wir müssen zur Kenntnis nehmen, dass „Betten" im intensivmedizinischen Bereich aufgrund der beiden zugehörigen Faktoren rar sind. Ausschlaggebend ist hier nicht die Liegefläche, sondern das ganze „Drumherum". Denn Hochleistungsintensivbetten werden zu Betten gemacht durch erfahrene Intensivmediziner und Pflegefachkräfte sowie die überlebenswichtigen Gerätschaften und das Personal im erweiterten Umfeld, also beispielsweise eine entsprechende Radiologie, Blutbank und viele andere teure Mittel und Dienste. Und diese Ressource Hochleistungsintensivmedizin ist knapp. Sie müsste ausgebaut und erweitert werden, denn davon brauchen wir wirklich mehr.

Im Deutschen Ärzteblatt wurde im Oktober 2021 über eine Umfrage der Deutschen Gesellschaft für Internistische Intensivmedizin und Notfallmedizin (DGIIN) und der Deutschen Interdisziplinären Vereinigung für Intensiv- und Notfallmedizin (DIVI) berichtet[8], die besagt, dass vor dem Winter 2021 mehr als ein Drittel (37 %) der deutschen Intensivstationen *dauerhaft* ihre Intensivbetten sperren müssen. Weitere 22 % sperren sie fast täglich. All das führe zu einer eingeschränkten Notfallversorgung und zum Verschieben von Operationen.

Hauptursache für die Bettensperrungen sei in drei Viertel aller Fälle ein Mangel an Pflegepersonal, und in etwas mehr als der Hälfte der Fälle (66 %) stehe weniger Stammpersonal zur Verfügung. Zudem zeigte sich der Trend, dass mehr als die Hälfte der Befragten angab, dass sich die Stimmung auf der Intensivstation verschlechtert habe. Die Initiatoren der Umfrage sehen in den Ergebnissen die zunehmende Verschlechterung der Situation in der Intensivmedizin bestätigt und befürchten eine spürbare Einschränkung in der Versorgung der Bevölkerung.

Die Frage ist letztlich: Wie wollen wir im intensivmedizinischen Bereich künftig aufgestellt sein? Wollen wir gut gerüstet sein für die nächste Krise, die nächste Pandemie oder maximal effizient unterwegs sein? – Beides wird nicht gehen.

Richtig gut versorgt zu sein bedeutet nämlich: Klinikverwaltungen müssen Zeiten auch mal aushalten können, in denen eine ausreichende Zahl an Hochleistungsintensivbetten nicht vollends ausgelastet ist. Da darf dann nicht wieder gerufen werden: Das ist nicht effizient, wenn Betten leer stehen!

---

8 Deutsches Ärzteblatt: „Schon heute ein Drittel der Betten auf Intensivstationen gesperrt", 15.10.2021, *https://www.aerzteblatt.de/nachrichten/128191/Schon-heute-ein-Drittel-der-Betten-auf-Intensivstationen-gesperrt*

Was ich damit sagen möchte, will ich mit einem Vergleich aus der Daseinsvorsorge beschreiben: Niemand kommt auf die Idee, Löschfahrzeuge der Feuerwehr oder gar Feuerwehrleute abzuschaffen, nur weil sie sich nicht dauernd auf der Straße und unterwegs zu einem Einsatz befinden. Würde man dies tun, wäre der städtischen Brandbekämpfung im Bedarfsfall ein Bärendienst erwiesen. Ähnliches sollte für die Intensivmedizin gelten.

In der jetzigen Form der Krankenhausfinanzierung sind jedoch Intensivbetten, die leer sind, ein Verlustgeschäft. Die Krankenhäuser bekommen dann kein Geld. Damit ist es schwierig, diese mit allen Ressourcen, die für Notfallpatienten erforderlich sind, für Patienten vorzuhalten. Das heißt, der Grad zwischen Effizienz und Kapazitätsüberlastung ist extrem schmal. Vielleicht sollte darüber nachgedacht werden, den Hochleistungshäusern auch leere Betten zuzugestehen, für die sie auch Geld bekommen, wenn sie nicht maximal ausgelastet sind. Und hierfür benötigen wir neben einem Pflegeteam eben vor allem Intensivmedizinerinnen und -mediziner.

Bettensperrungen sollte immer die Ultima Ratio bleiben, denn natürlich ist es für einen Patienten ein Riesenunterschied, ob er in dem Krankenhaus, in dem er gerade auf einer Trage in der Notaufnahme behandelt wird, bleiben kann, oder ob er mit viel Aufwand und zusätzlichen Ressourcen, gegebenenfalls in Begleitung eines Notarztes, der dann für eine Stunde ausfällt und für andere Notfalleinsätze nicht zur Verfügung steht, in ein anderes Krankenhaus befördert wird.

Aufgrund der schlechten Gegebenheiten war es während der einzelnen Coronawellen für viele Intensivstationen alternativlos, die Zahl der Bettensperrungen zurückzufahren und die Pflegeuntergrenzen auszusetzen. Anders hätten Patienten nicht versorgt werden können. Dementsprechend konnte in der Pandemie die Qualität aber auch nicht auf einem hohen Niveau von hundert Prozent gehalten werden.

Dass es beispielweise eine vermehrte Übertragung von multiresistenten Keimen bei Patienten gibt, liegt zum Teil an ihrer Erkrankungsschwere und der Notwendigkeit von Antibiotikatherapie, aber mutmaßlich doch auch am gehetzten Personal, das mit einem Patienten oder einer Patientin beschäftigt ist und dann in der nächsten Sekunde bei einem Notfall behandeln muss. Das verursacht nicht nur Stress, es macht sich auch an der Keimübertragung für alle bemerkbar. Auch weiß ich von Krankenhäusern, in denen die vorgeschriebenen Lagerungsintervalle wegen Personalmangel gestreckt werden mussten, was das Auftreten von Dekubiti (Druckliegegeschwüren) leider begünstigt.

Es ist völlig klar: Weniger Personal auf Intensivstationen führt nicht nur zu weniger Betten, sondern auch zu einer schlechteren Qualität. Da kann man noch so viel tricksen, optimieren, Personal zusammenwürfeln. Betten sollten richtige Betten sein und bleiben.

QUOTE ZU NIEDRIG

Mit welcher Verve sich die ein oder andere Person in manche Talkshow setzt und dort den größten Nonsens erzählt, schockiert mich immer wieder. Und zwar deshalb, weil es sich um intelligente Menschen handelt, die es in ihrem Leben weit gebracht haben. Im TV oder Internet aber erzählen sie auf einmal Dinge, die lebensgefährliche Verhaltensweisen massiv verharmlosen, ohne dass sie vom Krankheitsbild, den biologischen Grundlagen oder epidemiologischen Sachverhalten die geringste Ahnung haben.

In der Coronapandemie gab es, denke ich, einige Schauspieler, Journalisten, Philosophen, Politiker und andere gefühlte Experten, die so Schuld auf sich luden. Sie trugen zum Teil mit dem Ziel, etwas Publicity zu erhaschen, dazu bei – ob wissentlich oder unwissentlich –, dass andere Menschen, die sich leicht verunsichern lassen, mit ihrer Impfung warteten und wichtige Vorsichtsmaßnahmen als sinnlos abtaten.

Ich würde niemals auf die Idee kommen, mich zu Dingen zu äußern, von denen ich keine Ahnung habe. Meine größte Angst wäre, mich mit dummen Statements zu blamieren und dann nicht mehr ernst genommen zu werden. Nehmen wir einmal an, ich finge eine Debatte über guten Wein an und wollte anderen Leuten erzählen, dass ich denke, der beste Wein komme aus Norwegen. Allen würde sehr schnell klar, dass ich von Wein keine Ahnung habe. Denn viele Menschen wissen ja, dass der beste Wein aus Frankreich, Italien, Südafrika oder meinetwegen Kalifornien kommt, aber sicher nicht aus Norwegen.

Das Risiko, mich über Wein zu äußern, ist überschaubar. Flöge ich auf, müsste ich befürchten, künftig nicht als Weinkenner wahrgenommen zu werden. Damit könnte ich leben, denn es war nie mein Ziel, Weinkenner zu sein. Wenn Leute nun daraus ableiten, dass ich mich grundsätzlich zu Dingen äußere, von denen ich keine Ahnung habe, wäre das schon etwas schmerzhafter und unerfreulicher für mich, aber auch damit könnte ich irgendwie leben.

Nun stellen wir uns mal jemanden vor, der von Medizin, Immunologie, Virologie und Epidemiologie keinen blassen Schimmer hat. Das ist nicht schlimm. Die allermeisten Menschen haben schließlich von alldem keine Ahnung. Vollkommen okay also. Dafür haben wir Expertinnen wie Experten, die dafür bezahlt werden und sich im Zweifel über Jahrzehnte mit nichts anderem beschäftigen. Manch eine Person findet es aber problematisch, wenn es ein Thema gibt, das lange Zeit Schlagzeilen macht, und sie da so gar nichts zu sagen kann, weil sie eben keine Ahnung von Medizin, Immunologie, Virologie und Epidemiologie hat. Und je länger das Ganze geht (bei manchen dauert es leider gar nicht lange), desto größer wird ihre Sehnsucht, doch mal etwas zu dem Thema zu sagen. Ganz blamieren will sie sich aber nicht, daher versucht sich die ein oder andere Person vielleicht ein bisschen was anzulesen. Es werden das Coronadossier in der „Zeit“, die Titelstory im „Spiegel“ und der Kommentar in der „FAZ“ studiert. Gute Zeitungen, ohne Frage. Ordentlich recherchiert, das ist klar. Aber die Lektüre dieser Zeitungen macht aus dieser Person noch keinen Experten, der nun anderen Leuten die Fachwelt erklären könnte.

Zeitungen oder Magazine zu lesen, versetzt niemanden in die Lage, kompetent an Diskussionen mit Virologen, Medizinern und Immunologen teilzunehmen. Wenn ich wöchentlich die „Sport Bild" lese, kann ich nicht davon ausgehen, Nationaltrainer zu werden, auch wenn ich mir das selbst einrede. Das funktioniert einfach nicht. Selbst wenn mir alle zwei Jahre im Sommer wieder dieser Gedanke kommt, dass ich eigentlich mehr Ahnung von Fußball habe als der Hansi, und ich mich frage, warum er nicht diesen oder jenen Spieler mitnimmt.

Das alles ist noch kein Problem. Ich werde mir auch bei künftigen Europa- und Weltmeisterschaften ein Bild machen, wer gut sein könnte, die „Sport Bild" und den „Kicker" lesen und den einen oder anderen Podcast hören und bei allen Diskussionen meinen Senf dazugeben. Ich werde weiter so engagiert dabei sein, aber bitte, es ist Fußball. Eigentlich geht es um nix. Fußball ist nicht wichtig, das Leben anderer Menschen schon. Die Leute, die mir beim Fußball zuhören und möglicherweise Glauben schenken, riskieren dabei nicht ihr Leben. Und sie riskieren, wenn sie mir glauben, auch nicht das Leben anderer. Bei Corona ist das anders.

Corona ist und bleibt, in welcher Variante auch immer das Virus nun auftritt, eine gefährliche Infektionskrankheit, an der Menschen sterben. Sie bringt unendlich viel Schmerz, Leid und Tod mit sich. Wir haben sie uns eine Zeit lang weniger schlimm ausgemalt, als wir meinten. Wir dachten anfangs, es treffe „nur" die Alten. Eine Ansicht, die ich nie verstanden habe. Ist das akzeptabel, dass alte Menschen von einer Pandemie dahingerafft werden? Ein widerwärtiger Gedanke, aber oft zu Beginn der Pandemie unwidersprochen in den Talkshows so durchgegangen.

Omikron scheint nun weniger gefährlich für die breite Bevölkerung zu sein als die Deltavariante. Ich hoffe sehr, dass sich die Hoffnung bewahrheitet, dass dies der Anfang vom Ende der Pandemie ist. Aber für die Schwächsten der Gesellschaft, also Menschen mit schwachem Immunsystem wie Transplantierte oder Tumorerkrankte, stellt dieses Virus weiterhin eine potenziell tödliche Gefahr dar. Und die Sorgen renommierter Virologen im Hinblick auf neue Varianten beunruhigen mich wiederum.

Ich glaube, niemand sehnt sich mehr nach dem Ende der Pandemie als wir Intensivkräfte, aber wir alle sollten nicht leichtsinnig werden, sondern weiterhin auf die Expertinnen und Experten hören. Ich bin jedenfalls sehr dankbar, dass wir mit Christian Drosten in unseren Reihen einen sachverständigen und weisen Experten haben, der sich seiner Verantwortung sehr bewusst ist und den Leuten nicht das Blaue vom Himmel verspricht. Selbst nach den Wellen hat er recht behalten. Ein Argument, ihn zu entkräften, hörte man immer wieder: „Es gibt auch andere Virologen, die das anders sehen würden. Andere Wissenschaftler sähen das Ganze entspannter."

Ich bin kein Sprecher von Christian Drosten, der bei uns als Virologe an der Charité tätig ist. Ich muss einfach als Mediziner sagen: Mit den allermeisten Prognosen lag er goldrichtig. Manches ist aber auch in den Sommermonaten besser ausgefallen, als er es befürchtet hat. Das lag sicher auch daran, dass er gewarnt und der ein oder andere Vernünftige sein Verhalten entsprechend angepasst hat, ohne dass es von der Politik wieder per Gesetz als Notwendigkeit beschlossen wurde.

Er könnte, wenn er wollte, richtig in die Vollen gehen: Er ist der renommierteste Virologe Deutschlands und auf dem Gebiet der Forschung über Coronaviren weltweit eine Instanz. Als Wissenschaftler war er bei all seinen Interviews sehr weitsichtig. Er hat nie auf kurzfristige Zustimmung geschaut und war auch sonst nicht auf Effekthascherei aus. Ruhige, sachliche wissenschaftliche Analysen hörte man von ihm. Drosten hat durchgehend hochrangige Fachzeitschriften mit hohem „Impact Factor" (wissenschaftlichem Nutzwert) veröffentlicht. Manch einer seiner Kritiker hat da deutlich weniger vorzuweisen, aber das kann man an anderer Stelle genauer nachlesen als hier. Wissenschaft ist manchmal anstrengend und schwierig, aber es lohnt sich, den Sachen genau auf den Grund zu gehen. Dass er es zudem geschafft hat, in seinem Podcast eine Sprache zu finden, die Nicht-Wissenschaftler verstehen, ist besonders imposant und, wie ich finde, zurecht prämiert worden.

Natürlich gab es noch viele weitere Experten, die einen großen Beitrag zur Pandemiebewältigung in Deutschland geleistet haben, zum Beispiel Prof. Melanie Brinkmann und Impfforscher Prof. Leif Sander. Sie alle und viele andere haben große Opfer gebracht und große Beiträge zur Pandemiebekämpfung geleistet. Sie wurden dafür teils öffentlich angegangen, kritisiert und sogar manchmal attackiert. Dass sie im Sinne der Wahrheitsfindung und öffentlichen Aufklärung dieses Opfer gebracht haben und weiterhin bringen, nötigt mir großen Respekt ab. Denn unser Job als Intensivmediziner wäre noch schwerer gewesen, wenn es sie nicht gegeben hätte. Wir sind ihnen zu Dank verpflichtet.

The same procedure as last year

Umso bitterer und schmerzhafter empfanden es viele Intensivmedizinerinnen und -mediziner, ein Jahr nach Etablierung der Impfstoffe erneut in einen Winter gehen zu müssen wie in

2020, wie ein Jahr zuvor. Trotz Impfstoffen. – Das machte etwas mit der Stimmung des medizinischen Personals …

Während wir in der ersten Phase der Pandemie, als es noch keinen Impfstoff gab, von jedem Todesfall enorm gebeutelt waren, Anteil nahmen und auch das ein oder andere Tränchen vergossen haben, bemerkte ich bei mir – und andere Kollegen haben das über sich selbst auch gesagt – eine zunehmende emotionale Distanz. Wir haben alles für die Menschen getan, aber sie trugen einen großen Eigenanteil daran, dass es so weit gekommen war. Mit einer Impfung hätten sie ihren eigenen Zustand verhindern können, denn in der vierten Welle war der größte Teil unserer Patientinnen und Patienten ungeimpft.

Man stelle sich nur mal vor: Wir hatten mehrere Patienten, die vorgaben, geimpft zu sein, es gab aber massive Zweifel an dieser Theorie, auch geschürt aus dem Umfeld der Patienten. Faktisch hatte all das keine Auswirkung. Jeder Patient, der zu uns kam, bekam die Deluxe-Therapie: Beatmung, Bauchlage, ECMO, zum Teil auch genmanipulierte Medikamente, um den schweren Verlauf doch etwas abzubremsen.

Das ganze Szenario von Welle eins, zwei und drei wiederholte sich: Auf der Intensivstation gaben wir alle erneut hundert Prozent. Die Pflege schob Extraschichten, wieder wurden zusätzliche Intensivkapazitäten geschaffen. Personal wurde aus anderen Bereichen abgezogen, was bedeutete, dass die dortige Versorgung eingeschränkt werden musste. OP-Termine wurden wieder heruntergefahren, andere wichtige Eingriffe verschoben, und … und … und … Das alles, weil sich ein Teil der Bevölkerung nicht hatte impfen lassen. Aus Gründen, die diese Menschen wahrscheinlich selbst nicht verstehen.

Für Unverständnis hat das gesorgt bei denjenigen, die ihre Arbeit wieder einschränken mussten, und bei den Patienten, die wieder nicht operiert werden konnten, obwohl sie auch sehr krank waren. Letztlich war das Programm unserer Versorgung dasselbe wie in den ersten Phasen, nur waren wir mit deutlich weniger Leuten und mit weniger Enthusiasmus und Empathie dabei. Wir alle waren unglaublich müde, und viele hatten sich nach den Entbehrungen im Vorjahr auf ein anderes Weihnachtsfest gefreut.

Im Nachhinein habe ich mich gefragt: Habe ich meine Gefühle über diese Situation irgendwann Patienten oder Angehörige spüren lassen? Nicht willentlich. Ich bin der Meinung, alle Patienten, die auf eine Intensivstation kommen, sind genug gestraft. Da muss ich nun nicht auch noch Sprüche klopfen und Rechthaberei betreiben. Aber das hat schon auch Selbstdisziplin gekostet und ändert nichts an meinem grundsätzlichen Unverständnis für diese leider viel zu große Minderheit.

Aus leidvoller Erfahrung kann ich nur sagen: Die, die nicht geimpft auf die Intensivstation kommen, sind maximal gestraft. Als Ärztinnen und Ärzte sowie Pflegefachkräfte denken wir auf Station nicht zu viel darüber nach. Es hat auch keinen Sinn, irgendwelche Warum-Fragen zu stellen, warum diese Patienten sich nicht haben impfen lassen. Auf sie gibt es keine Antwort. Wir machen einfach unsere Arbeit.

Nicht entschlossen zu Ende gebracht

Als endlich ein Impfstoff da war, und ich am 28. Dezember 2020 meine erste Impfung erhielt, dachte ich: Jetzt haben wir es geschafft. Was für ein Triumph für die Wissenschaft! Drosten drückte es so aus: „Die Wissenschaft hat geliefert." Wir alle haben es gut gemacht. Nun noch ein logistischer Kraftakt,

Impfungen durchziehen, uns alle noch mal zusammenreißen und das sollte es gewesen sein.

Dass es mit dem Durchziehen nicht so klappte wie damals gedacht, wissen wir seit dem Herbst/Winter 2021. Mir fällt dazu wieder ein Vergleich aus dem Fußball ein: Wir haben nicht knapp mit 1:0 geführt, wie die Bayern gegen Manchester United im Champions-League-Finale 1999, die später 1:2 das Spiel verloren. Nein, unsere Situation war respektabel, mehr wie die des AC Mailand gegen Liverpool im CL-Finale 2005 – eine überlegene 3:0-Führung. Wir hatten zur Halbzeit alles gegen das Virus, was es braucht, um Schluss zu machen mit dem ganzen Albtraum und den Sieg nach Haus zu fahren: Masken, Desinfektionsmittel, schnelle, genaue, überall verfügbare Tests. Und natürlich den Impfstoff. Mittel, die sicher sind und bereits milliardenfach verimpft wurden.

Doch wie sagen es Kommentatoren so schön? – Sie spielten das Spiel nicht entschlossen zu Ende, sondern verhedderten sich im Klein-Klein. Wir alle wurden mehr und mehr undiszipliniert und sagten ab der 54. Minute: Das war's! Keine Lust mehr, es ernst und genau zu nehmen. Wir waren viel gelaufen, führten 3:0 – reicht das nicht? Nein. Durch unsere Fehler und mangelnde Geschlossenheit haben wir den Gegner wieder stark gemacht, und er ist stark zurückgekommen. Gerade heute, wo ich diese Zeilen schreiben, haben wir wieder einmal neue Höchstzahlen. Wir haben es wie der AC Mailand verdaddelt, der am Ende das Spiel verlor.

Nun steckten wir also im Herbst/Winter 2021 in der Verlängerung – mit schwerer Hypothek: Das Team ist stark dezimiert, die verbliebene Truppe ist müde, abgekämpft und teils demoralisiert. Unser Gegner, die Deltavariante, ist aggressiv und stärker denn je. Dieses Virus ist schlimmer als die Variante in der ersten und in der zweiten Welle. Viele Patienten, die an diesem Virustyp erkranken, sind jünger, die Verläufe, wenn man es so benennen möchte, sind schicksalhafter. Sie sind auch langwieriger, denn auch wenn die Patienten noch schwerer krank sind als zuvor, so halten sie auch länger durch. Und kein Mediziner gibt leichtfertig einen 50-Jährigen auf. Hier nur ein paar kurze Beispiele, was auf die – meist nicht geimpften – Patienten zukommt:

- Die Patienten erhalten einen Beatmungsschlauch in den Hals, um dann mit hohem Druck eine hohe Sauerstoffkonzentration in die Lunge zu bekommen. Das können sie aber nur aushalten, wenn sie schlafen und von Schmerzen abgeschirmt werden, daher erhalten die Patienten Schmerz- und Narkosemittel in hohen Dosierungen. Reicht das nicht, bekommen die Patienten eine künstliche Lunge außerhalb des Körpers, die ECMO. Das bedeutet, dass man zwei große Schläuche in die Leiste und den Hals einführt, um das Blut außerhalb des Körpers mit Sauerstoff zu sättigen. Die ganze Prozedur ist sehr gefährlich, bringt Komplikationen mit sich und geht ebenfalls häufig nur im Koma. Um zu verhindern, dass das Blut gerinnt, müssen Blutverdünner verabreicht werden. Dies wiederum birgt die Gefahr von Blutungen an anderer Stelle. Oft dauert es sehr lange, bis sich der Körper von diesem Eingriff erholt. In der Zwischenzeit geht nämlich viel verloren. Denn wer wochenlang im Koma liegt, verliert viel Muskelmasse. Häufig trägt eine Muskel- und Nervenentzündung dazu bei, dass die Muskeln nach dem Koma erst mal nicht zu gebrauchen sind und mühsam über Wochen und Monate wieder trainiert werden müssen. Wer also wirklich an die ECMO muss, hat häufig einen mehrmonatigen Kampf vor sich, den nur wenige gewinnen. Sie ist also anders als oftmals in der Öffentlichkeit dargestellt keine Geheimwaffe, die einen an Covid erkrankten Patienten „rettet“. An die ECMO will keiner, der nicht muss.

- Da der Kampf gegen Covid häufig lange dauert und ein Beatmungsschlauch nicht unbegrenzt im Hals liegen bleiben kann, weil er Druckstellen am Kehlkopf verursacht, zugleich aber unverzichtbar ist, muss er irgendwann direkt von außen durch den Hals mit einem Luftröhrenschnitt eingeführt werden. Diesen nimmt entweder ein Intensivmediziner oder ein Chirurg vor. Unabhängig davon, wer den Schnitt ausführt, bleibt davon eine Narbe zurück, mit der überlebende Patienten unterschiedlich umgehen. Die einen erinnert sie dankbar daran zurück, überlebt zu haben, für andere ist sie eine schmerzliche, vielleicht sogar traumatische Erinnerung an die Zeit.

- Bei einem hohen Prozentsatz der Patienten fällt die Niere aus, sie müssen dann an die Dialyse. Sie ist zwar nicht so invasiv wie die ECMO, weil hierfür nur ein einzelner und dünnerer Schlauch benötigt wird. Auch befördert die Dialyse nicht drei bis fünf Liter Blut in der Minute aus dem Körper, sondern nur 100 bis 300 Milliliter pro Minute. Ein Teil der Patienten erholt sich davon wieder, ein anderer bleibt danach dialysepflichtig. Diese Patienten müssen dann ihr Leben lang drei Mal pro Woche in ein Nierenzentrum und an die Dialyse angeschlossen werden, damit ihr Blut gewaschen und von körpereigenen Giftstoffen befreit werden kann.

- Bei Langzeitintensivpatienten gehen viele Gallengänge unwiederbringlich kaputt, was die ganze Leber beeinträchtigt. Die Galle, über die die durch die Leber eliminierten Giftstoffe aus dem Körper herausbefördert werden sollen, staut sich zurück. Die Folge kann neben wiederkehrenden Infekten eine deutlich verschlechterte Leberfunktion sein, die bis ins zum Koma führen kann.

- Für die Behandlung von Herz und Leber ist uns noch nichts richtig Gutes eingefallen. Es gibt hier und da Hoffnungsschimmer, aber viele Patienten, die ein Herz- bzw. Leberversagen aufgrund von Covid entwickeln, haben ganz schlechte Karten.

Impfstoffe haben wir nun ausreichend zur Verfügung, doch sind unsere Behandlungsoptionen in der Zwischenzeit besser geworden? Ich muss sagen: nein. Mal abgesehen davon, dass wir natürlich auf der Intensivstation an Erfahrung im Umgang mit Covid-Patienten dazugelernt haben, haben wir aber kaum weitere Behandlungsoptionen hinzugewonnen. Ich möchte es an dieser Stelle noch einmal betonen: *Es gibt weiterhin keine kausale Therapie, die die Ursache der Erkrankung behandeln könnte.* Der Körper eines Patienten hat häufig schon Antikörper gebildet, das heißt, selbige „hinterherzuschütten" bringt dem Patienten wenig. *Alles, was wir tun können, ist, Organe, die ihren Geist aufgegeben haben, so gut es eben geht versuchen zu ersetzen.* So wie ich es gerade beschrieben habe – doch das ganze Prozedere braucht eigentlich kein Mensch. Wer sich ausreichend frühzeitig (also spätestens jetzt) impfen lässt, ist vor einem schweren Verlauf geschützt.

Für mich fühlen sich all diese existenziellen Behandlungsoptionen, die wir ergreifen müssen, wenn ein Patient schwer an Covid erkrankt, an wie im Elfmeterschießen zu stehen und auf jeden Treffer der gegnerischen Mannschaft nur reagieren zu können. Jeder aber, der sich impfen lässt, hat beste Aussichten, das Ding – sein Leben – nach Hause zu bringen. Das sollte heute wirklich jeder Person klar sein.

FÜNFZEHN MINUTEN FÜR DAS LEBEN

Dass wir Menschen uns mit dem Lernen einfach schwertun, haben wir alle während der verschiedenen Coronawellen miterlebt. Es kam, wie es kommen musste: Als Ende Oktober 2021 die vierte Welle mit weiter steigenden Inzidenzzahlen auf uns zurollte, wollte ich das zunächst kaum glauben.

Absurd war das Ganze deshalb, weil wir den Kampf schon lange hätten gewinnen können. Ja, wir hätten ihn gewinnen müssen. Zumindest hätten wir die Deltavariante richtig gut in Schach halten können, wenn wir entschlossener geimpft hätten.

Im Grunde hatten wir seit ein paar Monaten das perfekte Mittel – hocheffektive Impfstoffe, die das Virus effektiv eingedämmt hätten und kaum Nebenwirkungen besaßen. Jedoch lag nun ein Großteil davon in Lagerhallen, anstatt verimpft zu werden. Viele Menschen wollten bzw. wollen sich bis heute nicht impfen lassen, aus Gründen, die nicht nachvollziehbar sind. Und ich fragte mich: Hatten wir alle nicht genug gelitten unter der Pandemie?

Diejenigen, die gestorben sind?

Diejenigen, die nach Intensivaufenthalten schwer gezeichnet und arbeitsunfähig sind?

Die Kinder, die über einen langen Zeitraum nicht mit ihren Freunden spielen konnten? Kinder, die zum Teil schwierige häusliche Verhältnisse ertragen mussten, weil sie nicht in die Schule durften?

Das Gesundheitssystem? Die Gesundheitsämter?

Die Lehrerinnen und Lehrer, die durch noch nicht geimpfte Kinder einem ständigen Risiko ausgesetzt waren?

Die Wirtschaft?

Die Singles, die sich einen Partner wünschten, aber keinen kennenlernen konnten und den nächsten Winter wieder in Isolation verbringen durften?

Die Senioren, die aufgrund ihres hohen Alters vielleicht noch ein-, zwei- oder dreimal Weihnachten erleben und sich danach sehnen, ihre Enkel wiedersehen zu dürfen?

Die in der Intensivmedizin tätigen Menschen?

Ich könnte die Liste endlos fortsetzen. Der Preis, den Menschen unserer Gesellschaft sowie in aller Welt gezahlt haben, ist riesig. Und neben all den direkten Faktoren, die durch die Coronawellen ausgelöst wurden, gibt es ja auch noch die Nachwirkungen.

Viele sind total „durch" und wünschen sich nichts sehnlicher als ein Ende dieses Albtraums. Für die Intensivmedizin war das eine wirklich bittere Phase der Pandemie, da sie durch Impfungen und Kontaktbeschränkungen einfach vermeidbar gewesen wäre. Auch die Politik erkannte, dass man noch einmal handeln musste. Und plötzlich ging von allen Seiten ein Ruck durch das Land, um die vierte Welle zu brechen.

Am 5. November 2021 rief mich der Pressesprecher der Charité an und meinte scherzhaft, er habe ein Attentat auf mich vor. Dass es dabei aber um etwas ganz Ernsthaftes ging, erfuhr ich direkt im Anschluss.

Ich hatte wirklich andere Sorgen an dem Tag und auch so ganz gut zu tun. Mir war aber bewusst, dass man diese Möglichkeit noch mal nutzen musste, um der Gesellschaft – vor allem einem jüngeren Publikum – klarzumachen, was die Stunde geschlagen hatte.

Ein paar Stunden später saß ich also auf einer Studiobühne und sagte die folgenden Worte in eine Kamera:

„[…] Und weil wir nun an den Rand der Kapazität kommen, möchte ich auch noch mal die Bevölkerung bitten, uns auf der Intensivstation zu unterstützen. Wir brauchen Ihre Unterstützung. Wir sind bereit, noch einmal an die Grenze zu gehen, aber wir schaffen das nicht alleine. Wir brauchen unbedingt Ihre Hilfe dahingehend, dass wir Kontakte reduzieren – da gibt es jetzt kein Vertun mehr. […] Den zweiten Punkt, um den ich Sie bitten möchte, ist die Impfung. […] Diese Impfung ist sicher und gut, und diese Impfung kann schwere Verläufe, wie wir sie tagtäglich erleben, verhindern. Und deswegen bitte ich Sie darum: Lassen Sie sich impfen! […]"

Keine fünf Minuten vorher hatte eine junge Frau, die 23-jährige Luisa, von ihrer Covid-Erkrankung berichtet: „Mit 21 hat sich mein Leben drastisch verändert. Es ist durch Corona gewesen, ich bin sehr stark daran erkrankt." Sie habe nicht gedacht, dass etwas sie so aus der Bahn werfen würde. Es falle ihr noch heute schwer zu stehen, sie leide an Vergesslichkeit, das Virus habe „von jetzt auf gleich alles auf den Kopf gestellt".

Eine Woche nach der Diagnose sei sie ins Krankenhaus gekommen, kurz darauf ins künstliche Koma versetzt worden. Über 30 Tage lang. „Meine Mama musste dann entscheiden, dass ich an die ECMO komme. […] Ich bin so unfassbar dankbar dafür, dass ich eine Chance auf ein zweites Leben bekommen habe." Sie habe mittlerweile drei Rehakliniken aufsuchen müssen, um wieder neu laufen zu lernen. „Ich möchte auch keine Angst verbreiten, ich hoffe einfach, dass wir als Gesellschaft wieder zusammenfinden können. Dass alle wieder miteinander sprechen können, den Hass überwinden und Hoffnung finden."

Die Einladung zu Joko und Klaas kam, wie gesagt, sehr spontan. Die beiden Entertainer setzten ihre bei ProSieben erspielte Sendezeit an diesem Mittwochabend für einen besonderen Appell ein und meinten es richtig ernst. Zu Beginn der Sendung sagte Klaas Heufer-Umlauf einleitend: „Entweder wir machen Ärger und provozieren ProSieben (...) oder wir lenken die Aufmerksamkeit auf Themen, die unserer Meinung nach Aufmerksamkeit verdient hätten. Heute ist das alles anders.“ Damit hatten sie direkt die Aufmerksamkeit ihres erwartungsvoll gestimmten Publikums, das sich fragte, was die beiden denn dieses Mal raushauen würden.

Die Anfrage, bei der Sendung mitzumachen, kam in einer wichtigen Phase der Pandemie. Die Intensivzahlen stiegen wieder massiv an, und das obwohl es noch keine neue Variante gab und wir einen wirksamen Impfstoff hatten.

Ich dachte, okay, dazu kann man wohl nicht Nein sagen. Ich fragte meinen Kollegen Jan, was er davon hielt. Er meinte: „Mach mal ...“ Intern wurde alles abgeklärt, sodass ich ins Studio fahren konnte, und vorab stimmte ich mit unserem Pressesprecher noch die Botschaft ab, die wir als Intensivmediziner rüberbringen wollten, und überlegte mir ein paar Stichpunkte. Doch kurz vor Ankunft im Studio zog mir der Aufnahmeleiter gleich den Zahn. Einen Teleprompter, von dem man den Text während des Drehs ablesen kann, gebe es dort nicht. Schade.

Auch wenn ich riesigen Respekt und auch etwas Angst davor hatte, vor einem Millionenpublikum über die Pandemie zu sprechen, das Team von Joko und Klaas war unglaublich nett und geduldig. Und ich glaube, besser hätten sie es einfach nicht machen können. Sie erreichen nun einmal andere Leute als Anne Will oder Markus Lanz, daher fand ich das Ganze eine mega Möglichkeit, an diesem Abend ehrlich und transparent wichtige Botschaften zu platzieren:

„Wir kommen an den Rand der Kapazität und fürchten einen Kollaps des Gesundheitssystems." Und weiter: *„Das Schlimme ist: Wir haben eigentlich keine Therapie gegen diese Krankheit."* Und wohl am wichtigsten: *„Wir auf der Intensivstation brauchen Unterstützung, bitte helfen Sie uns."*

Auch wenn ich sehr aufgeregt war, lief das Ganze einigermaßen unfallfrei über die Bühne und ich konnte die Message vorbringen.

Dass nach mir der designierte Bundeskanzler Olaf Scholz auf dem leeren, beleuchteten Stuhl Platz nahm, auf dem zuvor Luisa und ich gesessen hatten, hätte wohl kaum einer gedacht. Sein Auftritt verdeutlichte erst recht, wie ernst die Lage war. Er sagte: „Es ist wichtig, auf die zu hören, die nah dran sind. Mir ist wichtig, dass jeder, der kann, sich impfen lässt." Und der Grund dafür, warum die Krankenhäuser und Intensivstationen wieder voll laufen, liege darin, dass zu wenige Menschen in Deutschland geimpft seien. Bis Weihnachten wolle er daher 30 Millionen Impfungen haben, um die vierte Welle zu brechen. „Lassen Sie sich impfen", lautete auch seine Aufforderung. Ein eindringlicher, deutschlandweiter Appell wurde an diesem Abend an die Zuschauerinnen und Zuschauer gerichtet.

Am nächsten Tag kam mein Sohn aus der Schule mit der Message: „Ihr seid YouTube-Trends Platz Nr. 1!"– In den Kommentaren darunter fast nur positive Posts und auch sonst stieß die 15-Minuten-Sendung in den sozialen Netzwerken auf viel Respekt und positive Resonanz. Dass wir aber in dieser späten Phase der Pandemie noch mal in eine solche Bredouille kamen, war schon ein Versagen der Gesellschaft und eigentlich nicht verständlich. Hätte man doch mal aus den Wellen vorher gelernt …

Mir gehen die Sendung und das Bild, das sie vermittelt, weiter durch den Kopf: Eine betroffene Patientin, ein Oberarzt und der designierte höchste Politiker Deutschlands setzen sich eines Mittwochabends spontan auf den gleichen Stuhl und machen sich stark für eine Botschaft – dass es so nicht weitergehen kann, dass Maßnahmen ergriffen werden müssen und dass alle mitmachen müssen.

Gleiches gilt für die Intensivmedizin. Ich bin fest davon überzeugt, es ist notwendig, dass wir alle mitmachen müssen, wenn wir die Situation in der Intensivmedizin verbessern wollen: Patienten, Angehörige, medizinische Fachkräfte, Klinikverwaltungen, Verantwortliche in der Politik … Mehr dazu später, im vierten Teil.

YouTube-Clip

Joko & Klaas – 15 Min Live
„Wir müssen über Corona reden – Mit Olaf Scholz, Luisa & Dr. Daniel Zickler"

https://www.youtube.com/watch?v=5vS0zM6aLl0
#JKLive #15MinutenSendezeit #JKvsP7

WAS MAN ANGEHÖRIGEN SAGT

Vor einigen Monaten starb nach langer Krankheit, die mit Covid gar nichts zu tun hatte, ein 24-jähriger Mensch auf unserer Station. Mit der Mutter sprach ich häufig. Der Schmerz dieser starken Frau, die auf mich sehr differenziert denkend wirkte, war grenzenlos, als der Tod nicht mehr aufzuhalten war. Sie sagte mir, dass ihre Liebe nun, da ihr einziges Kind gestorben ist, zerbrochen sei. Der Tod ihres Kindes besiegele ihr Scheitern im Leben, meinte sie. Ich versuchte erst gar nicht, sie umzustimmen oder zu trösten. Was sagt man auch darauf in dieser ersten Phase eines schmerzlichen Verlustes?

Zu Beginn meiner Laufbahn als Arzt hätte ich versucht, mit Floskeln ihren Schmerz zu lindern. Inzwischen habe ich verstanden: Je größer der Schmerz des Gegenübers, desto weniger Worte bedarf es. Desto weniger helfen auch blumige Worte. „Einfach mal den Mund halten und dem Gegenüber in der schmerzhaftesten Situation in die Augen schauen“, lautet mittlerweile mein Tipp, den ich nur allen weitergeben kann. Selten kann man nämlich ein Lächeln beim Gegenüber erwirken, wenn man versucht, positive Erinnerungen an die verstorbene Person ins Gedächtnis zu rufen. Oder wenn der bzw. die Trauernde feststellt, dass das Ableben nun im Sinne des Verstorbenen sei, weil er keine längere Tortur gewollt hätte.

Letzten Endes sind es knappe Worte, die ich wähle: „Es tut mir so leid.“ Schluss. Keine Floskeln, kein Blabla. „Es tut mir einfach leid." Es tut mir leid, dass wir nicht mehr ausrichten konnten. Das sind die einzigen Worte, die Sinn ergeben. (Wobei manche das so verstehen, dass ich mich für unser „Versagen" als Ärzte rechtfertige. Doch in dieser Situation möchte ich gar nicht über Behandlungserfolge oder -misserfolge reden, sondern nur mein Bedauern über das Versterben aussprechen.)

Zum Glück war ich selbst noch nie in der Situation, um das Leben meiner Frau oder eines unserer Kinder bangen zu müssen, geschweige denn mit der Aussicht darauf, dass sie ihren Überlebenskampf gar verlieren, leben zu müssen. Aber es muss unglaublich schmerzhaft sein, eine solche Erfahrung zu machen, so viel kann ich nach all den Jahren sagen.

Umso erstaunlicher ist es, wie ausgeprägt doch die Dankbarkeit vieler Menschen ist, nachdem sie diesen größtmöglichen Schmerz ertragen mussten. Sie kommen oft, nachdem sie stundenlang auf den letzten Atemzug ihres geliebten Angehörigen gewartet und geweint haben und schließlich den erlösenden Tod mit ansehen mussten, noch einmal zu mir. Sie suchen uns als Ärztinnen und Ärzte auf, um sich, man halte sich fest, zu bedanken. Vor allem für die ausgezeichnete Pflege und dafür, dass sie in Ruhe Abschied nehmen konnten und wir ihrem Schmerz Raum gegeben haben.

Dass wir in Deutschland die Möglichkeit haben, würdevolles Sterben zu ermöglichen, ist bei allem Leid einfach toll. Und es macht einen Unterschied, ob der behandelnde Arzt Zeit hat für ein anständiges Gespräch oder nicht. Das taucht zwar in keiner Statistik dieser Welt auf. Aber ich denke, Ärzte sollten dabei sein, wenn ein Mensch auf der Intensivstation stirbt, auch um unnötige Notfall- und Krisensituationen wie Alarme des Beatmungsgerätes oder der ECMO auszustellen und für eine ausreichende Narkose zu sorgen. Vor allem aber auch, um Präsenz zu zeigen und die Pflege zu unterstützen. Auch aufmerksam den Trauernden ein Taschentuch und ein Glas Wasser zu reichen, schadet nicht.

Um die Effizienz in der Intensivmedizin zu steigern, ließen sich solche Dinge sicher wegsparen. Ein Zugewinn für die Patientenversorgung wäre diese Maßnahme allerdings ganz sicher nicht. Wenn ich nicht mehr in der Lage wäre, Trauernden Trost zu spenden und würdevolles Sterben zu ermöglichen, wäre das für mich eine rote Linie.

Einige Tage später bedankte sich die Mutter, dass ich ihr und ihren Emotionen immer „Raum gegeben" habe. Dabei habe ich in dem Gespräch, das sie meinte, wirklich fast gar nichts gesagt. Doch genau das meinte sie. Sie war wütend, verzweifelt und traurig gewesen. Ich hätte das, so sagte sie mir, ohne Weiteres akzeptiert und hätte sie nicht mit medizinischen Fakten an die Wand geredet oder ihr Laborwerte erklärt. Auch hätte ich ihr nicht erzählt, dass schon alles gut werden würde.

„Die Zeit heilt alle Wunden" zu hören, hatte ich der Mutter erspart. Als das Unausweisliche nahte, hatte ich ihr nur gesagt und diese Formulierung mag ich, dass nach *menschlichem Ermessen* der Tod ihres Kindes bevorsteht. Für mich persönlich schwingt darin auch die Komponente des christlichen Glaubens mit, dass es einen Urheber und Vollender allen Lebens gibt. Vor allem aber bringt sie im Gespräch mit meinem Gegenüber einerseits die Demut zum Ausdruck, nicht alles zu wissen und nicht alles hundertprozentig vorhersagen zu können. Die verspüre ich bei allem, was ich mache. Andererseits schließt sie auch die Möglichkeit mit ein, dass sich ein Patient noch mal kurzzeitig fängt, nachdem ich erwartet habe, dass er stirbt. Das ist so noch nicht passiert, aber sollte es einmal geschehen, wäre ich mit dieser Formulierung etwas darauf vorbereitet.

Gespräche mit Angehörigen von Covid-Patienten sind indes um einiges schwieriger. Denn häufig sind sie selbst in Quarantäne und können nicht zu uns auf die Station kommen. Außerdem haben wir deshalb oft auch kein richtiges Verhältnis zu ihnen, weil wir uns eben kaum kennen. Wenn überhaupt, wurden bislang Gespräche lediglich über das Telefon geführt, und zwar so:

„Guten Abend, ich rufe von der Intensivstation im Virchow-Klinikum an, Zickler mein Name, ich bin einer der Ärzte hier. Bitte keinen Schreck kriegen." Letztere Aufforderung sage ich meist nur, damit der oder die Angehörige am anderen Ende der Leitung nicht sofort vom Stuhl fällt. Oftmals jedoch sind die Menschen sofort den Tränen nahe oder auf einem Puls von 180, weil sie schlimme Nachrichten erwarten. Meist nicht zu Unrecht …

Mein Ziel bei solchen Gesprächen ist es, eine ruhige, besonnene Atmosphäre zu gestalten. Ich kann nur Dinge erklären und in Zusammenhang bringen, wenn die angerufene Person in der Lage ist, zuzuhören, daher versuche ich immer erst mal zu beruhigen. „Wann haben Sie das letzte Mal mit einem Arzt oder einer Ärztin gesprochen?" – „Gestern."

„Mein Kollege hat ja gestern schon verdeutlicht, dass es Ihrem Mann sehr schlecht geht und dass er sehr krank ist. Er hat eine schlimme Lungenentzündung von der Coronaerkrankung. Als Folge davon haben leider auch viele andere Organe versagt. Die Nieren, die Leber und auch die Blutgefäße. Er hat kleine Blutungen im Kopf. An anderen Stellen hat er kleine Blutgerinnsel. Leider haben wir keine gute Therapie gegen die Coronainfektion. Alles, was wir machen können, ist die Funktion ausgefallener Organe zu ersetzen. Das Nierenversagen behandeln wir mit Dialyse. Das Lungenversagen mit dem

Beatmungsgerät, und da das nicht mehr reichte, hat er, wie Sie wissen, eine ECMO erhalten, eine künstliche Lunge. Zusätzlich hat er Infektionen mit Bakterien im Körper, die behandeln wir mit Antibiotika. Trotz all dieser Therapien, trotz dieser Maximaltherapie verschlechtert sich sein Zustand von Stunde zu Stunde weiter.

Wir wissen, dass Ihr Mann keine Vorerkrankungen hatte und gerade mal 50 Jahre alt ist. Ich versichere Ihnen, wir werden nichts unversucht lassen, um um ihn zu kämpfen und sein Leben zu retten. Allerdings müssen wir, wenn sich diese Dynamik fortsetzt, mit dem Schlimmsten rechnen. Wir müssen befürchten, dass er es nicht schafft."

Meist schlägt mir daraufhin Entrüstung entgegen: „Nein, er wird es schaffen, kämpfen Sie weiter. Er wird es schaffen."

Und ich verspreche noch einmal: „Wir werden weiterkämpfen, aber er ist sehr schwer krank."

Oftmals merken dann die Angehörigen, vor allem wenn sie auf Station durften, dass hier wirklich alles Menschenmögliche getan wurde.

Die Frau, mit der ich das oben beschriebene Gespräch geführt habe, blieb anschließend über Stunden bei ihrem Mann – verhüllt in einen Plastikkittel, mit Kopfhaube, Mundschutz und Gummihandschuhen. Sie saß auf einem Stuhl neben dem Sterbebett des Ehemannes, nach vorne übergebeugt. Mit den Gummihandschuhen hielt sie seine aufgedunsenen Hände und streichelte sie.

Dieses Bild sollte für mich eines der prägendsten der Coronakrise werden. Wie eine Ehefrau von ihrem Ehemann Abschied nimmt – hilflos, verzweifelt und fassungslos.

Nach einer Weile wurden seine Herzrhythmusstörungen schlimmer, der Blutdruck ging weiter runter und das Laktat war schon lange sehr hoch. Es brachte nichts mehr, die Kreislaufmedikamente höher zu stellen, darüber hatten wir uns mit der erfahrenen Pflegekraft verständigt. Auch dass er nicht wiederbelebt würde, wenn das Herz stehen bliebe, da das Undenkbare zum Unvermeidlichen geworden war.

Es war ein Segen, in dieser schweren Situation eine so erfahrenen Pflegekraft wie Elke an der Seite zu haben. Sie erlebt ergreifende Fälle wie diesen mit und hat trotzdem eine unglaubliche menschliche Wärme, die von ihr ausgeht. Solche Schätze an Personen gibt es hier auf unserer Intensivstation. Sie sind unbezahlbar. Es ist am Ende die Mischung, Spitzenmedizin und würdevolle Begleitung der Patienten wie Angehörigen gut miteinander zu vereinbaren, die eine intensivmedizinische Qualität ausmachen.

UND IMMER WIEDER DIESER DRUCK

Intensivstationen stehen oftmals vor einem ganz grundlegenden Problem: Nie wird gesagt, es ist genug, das reicht jetzt, wir können gerade nicht. Wenn ein schwer kranker Patient „angeboten" wird und der verlegende Arzt macht genug Druck, müssen wir ran. Wir müssen helfen, und dann ist das erst mal unser Problem, wohin mit diesem Menschen. Insofern werden wir in diesem Moment zu Managern, denn es gibt einfach nur begrenzt Platz auf der Intensivstation und nur begrenzt Pflegepersonal.

Notärzte, die von extern einen kritisch kranken Patienten in ihrer Obhut haben, können theoretisch aufgrund der Gegebenheiten im Rettungswesen sagen: „Ich komme jetzt zu Ihnen und bringe Ihnen diesen Patienten, denn Sie sind ja Maximalversorger und müssen sich darum kümmern. Basta." Das tun zum Glück nur wenige, denn die meisten wissen, was diese Überforderungssituation bedeutet, und suchen dann erst mal nach einer Station mit entsprechender Kapazität. In Berlin ist die Auswahl da ja groß, das stelle ich mir in Gegenden mit weniger Kliniken wiederum schwieriger vor. Ich bin selbst Notarzt und weiß, was diese Suche nach nicht vorhandenen Betten bedeuten kann. Auf die Feuerwache zurück haben wir aber noch niemanden mitgenommen.

Wenn Patienten, die angeboten wurden und aufgrund des Mangels an Betten oder verlegbaren Patienten erst mal auf ihrer

Station oder in der Notaufnahme bleiben mussten und sich verschlechtern, bekommen wir die Verzweiflung, ja manchmal auch die Wut der Kolleginnen und Kollegen zu spüren.

Dieser innere Konflikt zwischen Helfen-Wollen und Nichthelfen-Können ist nur ganz schwer auflösbar. Es ist daher wichtig, sich auch in den schwierigsten Situationen immer wieder zu sagen: Hey, das ist jetzt blöd. Wir tun unser Bestes, um diese Situation zu managen. Wir sind gute Ärztinnen und Ärzte sowie Pflegefachkräfte. Wir tun, was wir können, aber manchmal ist es einfach schwierig, den Druck von Plätzen, Betten und Belegungen auszuhalten.

Auf den verschiedenen Berufsgruppen einer Intensivstation lastet aber ein ganz unterschiedlicher Druck:

- Die Ärzte spüren den Bettendruck von Leuten, die potenzielle Intensivpatienten im Angebot haben. Sie spüren aber auch den Druck, den sie sich selbst machen. Sie wollen Qualität abliefern, und sie haben hohe Ansprüche an sich selbst. Sie sind in den Beruf gegangen, um zu helfen. Sie würden auch gern helfen, können aber nicht, weil es die knappen Ressourcen manchmal einfach nicht zulassen.

- Die Pflege wiederum macht sich auch selbst Druck, weil sie aufgrund zu vieler Patienten ihre eigenen Qualitätsvorgaben nicht erfüllen kann. Ihre Kräfte gehen unzufrieden nach Hause. Außerdem bekommen sie Druck von Ärzten, die sagen: Den müssen wir nehmen, Bettensperrung hin oder her.

- Die Pflegekraft hat gerade die Spritzenpumpen befüllt, die im Laufe des Dienstes zu wechseln sind, da liegen nun also zehn Spritzen. Jetzt wollte sie sich einen Kollegen holen, um ihren 130 Kilogramm schweren Patienten mal auf die Seite zu drehen, denn der hat abgeführt. Nachdem dies erledigt ist, sollte es mit weiteren pflegerischen Maßnahmen weitergehen und dann wäre eigentlich mal eine Pause dran, aber im Nachbarzimmer gibt es eine Bauchlage, da muss sie auch helfen. Da kommt der Arzt mit der freudigen Botschaft, dass da gleich ein Neuzugang auf das freie Bett kommt, der richtig krank ist. „Den können wir nicht ablehnen." Heißt: Die weitere Versorgung des Nachbarpatienten und natürlich die Pause müssen erst mal zurückstehen. Hierdurch wird kein Leben gefährdet, alle anderen sind mehr oder weniger versorgt. Doch zeigt es, wie sehr gerade auch im Bereich der Pflege das System auf Kante genäht ist.

- Hinzu kommt der stets gegenwärtige Druck in Form von akustischem Stress: Klingelnde Telefone, Hilferufe von oftmals verwirrten Patienten und ständige Alarme sind unsere Begleiter. Alarme von Geräten, die schrillen, damit der Patient nicht stirbt, zum Beispiel wenn die Dialyse neue Dialysatflüssigkeit benötigt. All diese Alarme wollen unsere Aufmerksamkeit und sind so konzipiert, dass man sie nicht vergessen kann. All das verstärkt aber in Summe den Stress des Personals.

- Auf den Ärztinnen und Ärzten lastet zusätzlich das Problem der ständigen Unterbrechungen. Man hat kaum Zeit, mal einen klaren Gedanken zu fassen. Man hat einfach nie Ruhe und kann kaum stringent denken. Als Intensivmediziner wird erwartet, jederzeit ansprechbar und verfügbar zu sein. Leider wird oft auch von anderen nicht überlegt, ob der Zeitpunkt für eine Frage gerade günstig ist, da Intensivmediziner jederzeit ansprechbar und abrufbereit sein müssen. „Warum also warten mit der Frage? Die Telefonnummer habe ich ja, wobei, da sitzt sie doch sogar. Sie macht zwar gerade Visite, aber es geht ja schnell." Und so geht es den ganzen Tag …

Der permanente Druck macht sich leider auch an der Zahl psychiatrischer Erkrankungen beim Intensivpersonal bemerkbar. Eine Untersuchung[9], die die Auswirkungen dieser belastenden Umstände auf das Intensivpersonal in verschiedenen Ländern untersucht hat, kam zu schockierenden Ergebnissen, die ich kaum glauben konnte: Sie fand bei den Beschäftigten einen hohen Anteil an Depressionen (16–49 %), Schlafstörungen (60–86 %) und posttraumatischen Belastungsstörungen (17–35 %).

Eine Untersuchung[10] aus Großbritannien kam zu ähnlichen Ergebnissen. Zwar erfüllten hier „nur" 6 % der Befragten die Zeichen einer Depression, jedoch 40 % die einer posttraumatischen Belastungsstörung. 11 % zeigten eine Angststörung und 7 % hatten bereits problematischen Alkoholkonsum. Insgesamt gab fast jeder zweite Befragte an, also fast die Hälfte der Intensivkräfte, unter einem der oben genannten Probleme zu leiden.

Ergebnisse, die niemand ignorieren darf. Klar, die schwer kranken Patienten müssen versorgt werden, aber wenn diejenigen, die sie versorgen, hinterher in die Psychiatrie müssen, ist auch niemanden geholfen.

---

9 Mag Online Library: „The global mental health burden of COVID-19 on critical care staff", *https://www.magonlinelibrary.com/doi/abs/10.12968/bjon.2021.30.11.634*

10 National Library of Medicine: „Mental health of staff working in intensive care during Covid-19", *https://pubmed.ncbi.nlm.nih.gov/33434920/*

Die Liste der Belastungen des Personals ließe sich weiter fortsetzen. Fakt ist: Der Zustand der Überbelastung ist zum Normalzustand geworden. Vor der Pandemie war es bereits so, aber gerade durch die Pandemie hat sich das Ganze noch weiter verschärft, denn sowohl die Zahl der Patienten als auch die Erwartungshaltung an die Intensivmedizin sind größer geworden. Hinzu kommt: Strukturelle Probleme im Gesundheitssystem und unattraktive Arbeitsbedingungen führen zu Personal mangel, und dieser verschärft die Krise. Wir befinden uns also in einer durch die Coronapandemie befeuerten Abwärtsspirale, die es aufzuhalten gilt.

WAS HAT CORONA SICHTBAR GEMACHT?

SIEBEN FORDERUNGEN – WAS SICH ÄNDERN MUSS

Die Intensivmedizin hat zwar viel Aufmerksamkeit während der Coronapandemie bekommen, ja. Das hat die Probleme aber allenfalls in das Blickfeld des Betrachters gerückt. Gelöst sind sie noch nicht ansatzweise. Manch einer möchte da gern mit einer „Hat doch trotz allem ganz gut funktioniert"-Einstellung zur Tagesordnung übergehen und sich nun wieder um anderes kümmern, was ohne Zweifel auch wichtig ist.

Ich höre schon die Ersten, die sagen: „Zum Glück ist die Belastung vorbei, nun können wir weitermachen wie zuvor." Nach dem Motto: „Haben wir doch eigentlich ganz gut bewältigt. Und wenn wir diesen Riesenberg an Patientenzahlen beherrschen konnten, ist doch jetzt das normale Alltagsgeschäft ein Klacks. Kriegen wir hin." Und auch Sätze wie „Das wird ein wirtschaftlich schwieriges Jahr" sind für Beschäftigte in der Pflege und Medizin alles andere als hilfreich.

Einfach zur Tagesordnung überzugehen, wäre meines Erachtens ein Riesenfehler, denn die Qualität der Intensivmedizin in Deutschland ist trotz weiterhin einigermaßen hoher Standards in Erosion begriffen. Es muss sich etwas ändern in der Intensivmedizin. Viele Mitarbeiterinnen und Mitarbeiter sind bereits frustriert gegangen, manche anderen warten auf einen Umschwung und ein Signal der Politik und echte strukturelle Änderungen. Mit der Coronasituation und gerade nach den Coronawellen sind die Probleme eklatant. Es droht ein massiver Qualitätsverlust.

Die „Über-Überlastung", so will ich es mal nennen, ist zwar nicht mehr vorhanden. Ich meine damit den Zustand einer drohenden Triage, dass wir Patienten, die wir behandeln wollen, aufgrund von massivem Ressourcenmangel nicht behandeln können. Aber viele existierende Probleme sind einfach nicht angegangen worden.

Was also muss nun getan werden, um einen wirklichen Turnaround zu schaffen, um die Intensivmedizin wieder stabil aufzustellen? Ich habe eine Reihe von Forderungen formuliert, die mir und vielen anderen, die in der Intensivmedizin tätig sind, besonders wichtig erscheinen:

1. Reduzieren der Arbeitsbelastung

Es gibt eine Vielzahl an kleineren Problemen, denen wir uns stellen müssen, das Hauptproblem liegt jedoch beim Zahlenverhältnis zwischen Personal und Patienten: Wir haben einfach zu oft zu wenig Personal für die große Zahl an Patienten und die hohe, zu Recht geforderte Qualität. Aufgaben, deren Erledigung Zeit, Sorgfalt und auch Liebe erfordern, müssen „schnell, schnell" abgearbeitet werden. Das geht in Krisenzeiten oder an stressigen Tagen durchaus mal, wenn es aber zum Dauerzustand wird, so sind Qualitätseinbußen und anhaltendende Unzufriedenheit bei den Mitarbeiterinnen und Mitarbeitern die Folge. Das gilt für das gesamte medizinische Personal, und da haben wir eigentlich nur zwei Lösungsmöglichkeiten:

Entweder es gelingt uns, mehr Ärztinnen und Ärzte sowie Pflegekräfte zu rekrutieren und so die Zahl dieser zu erhöhen, oder wir müssen die Zahl der Patienten, die intensivmedizinisch betreut werden, reduzieren.

Um gleich den zweiten Punkt etwas zu entkräften: Niemand (schon gar nicht ich) will in Deutschland Menschen eine angezeigte, sinnvolle Therapie vorenthalten. Jeder, bei dem eine intensivmedizinische Behandlung vonnöten ist, soll sie selbstverständlich erhalten. Allerdings gibt es auch einen Großteil an Patienten, die auf eine Intensivstation gelegt werden (manchmal mit hohem Druck auf die, die über die wenigen Betten entscheiden müssen), bei denen sich hinterher herausstellt:

Das wollte der Patient nicht. Er hatte nie eine Chance, diese Phase der Erkrankung zu überleben, und ein Intensivaufenthalt wäre von vornherein mit demselben Endergebnis zu vermeiden gewesen. Das ist aber ein ganz schmaler Grat, und wir dürfen keinesfalls in eine Situation kommen, bei der jemandem bei gewissen Schlüsselwörtern oder ab einem hohen Lebensalter die Intensivtherapie vorenthalten wird. Das ist ganz wichtig, denn da kommen wir in den Bereich der Medizinethik. Jeder Fall ist individuell und differenziert zu betrachten.

Von daher widme ich mich lieber der ersten und viel wichtigeren Lösungsmöglichkeit, dass wir mehr Personal für die Intensivmedizin und speziell die -pflege gewinnen können. Wir müssen da ran. Und da passiert schon einiges. Allerdings ist das nicht mit Instagram-Posts und gelegentlichen Prämien getan. Vielmehr muss die Attraktivität des Berufs so gestaltet werden, dass die Mitarbeitenden nötige Opfer, die gebracht werden müssen – wie Stress, Nachtarbeit, harte körperliche Arbeit, Wechselschichten etc. –, in Kauf nehmen, weil die Vorteile überwiegen. Diese sind neben einer anständigen und angemessenen Vergütung eben auch die Möglichkeit, die Arbeit so leisten zu können, wie sie erlernt wurde. Man kann nicht auf Fortbildungen und Lehrgängen Qualitätsstandards kennenlernen und im Alltag dann Bedingungen vorfinden, die die Einhaltung eben dieser Standards fast unmöglich machen.

Doch bevor man sich überhaupt um neues Personal kümmert, muss unbedingt versucht werden, den drohenden Abgang vieler altgedienter und erfahrener Kräfte, die frustriert und konsterniert, zum Teil sogar verbittert sind, zu stoppen. Letzten Endes sind es gerade die besten Intensivkräfte, die wir haben, denen dieser Gesamtzustand besonders sauer aufstößt. Es sind die, die mit ganz viel Liebe und Herzblut dabei sind, und die uns verlassen, weil ihre eigene geleistete Arbeit den eigenen hohen Ansprüchen nicht mehr genügt. Wir sollten alles tun, sie unbedingt zu halten, ehe sie irgendwann gehen.

Hauptursache für Frust und Verzweiflung in der Intensivmedizin ist nämlich, zu wissen, dass es besser geht, und Qualitätsstandards nicht einhalten zu können, weil am Ende mehr Patienten pro Intensivkraft versorgt werden müssen. Ein schlechter Personalschlüssel führt nicht nur zu größter allgemeiner Unzufriedenheit, sie gefährdet auch die Patientensicherheit und führt zu mehr Komplikationen, einschließlich Todesfällen. Das ist wissenschaftlich belegt.

Ein Pfleger kam beispielsweise neulich verzweifelt zu mir, weil er meinte, eine Patientin habe sich klinisch verschlechtert, da er keine Zeit hatte, sich um sie zu kümmern. Während er mit einem anderen verwirrten Patienten arg beschäftigt war, hatte die Patientin eine Blutung entwickelt, an der sie wenig später starb. Aus meiner Sicht war das Ganze eindeutig nicht vermeidbar gewesen. Die Patientin hatte von vornherein nur wenig Chancen, diese unvorhersehbare Komplikation zu überleben. Ihn traf da keine Schuld. Aber dennoch hatte der Pfleger nicht die nötige Zeit, die Patientin in dieser Phase adäquat zu versorgen und anständig zu pflegen.

Von einer ordentlichen Anzahl an Personal profitieren am Ende alle. Doch wenn dieses Problem einfach zu lösen wäre, hätte man es wohl schon längst getan. Keine leichte Aufgabe also. Wir müssen uns ihr aber stellen, und es wird lange dauern, bis Erfolge sicht- und auf den Stationen erlebbar werden.

Wir brauchen dementsprechend eine definitive „Nurse-to-Patient-Ratio", einen verbindlichen Pflege-Patienten-Schlüssel. Praktisch bedeutet das, dass Pflegekräfte nicht mehr als zwei Patienten, manchmal sind es sogar nur 1,7 Patienten pro Pflegekraft, betreuen. Ich bin froh, dass dieser Schlüssel nun Einzug gehalten hat unter anderem in den Tarifvertrag der Charité. Papier ist aber nun einmal geduldig, und es wird sehr auf die verantwortlichen Personen auf den Stationen ankommen, diesen Schlüssel entsprechend umzusetzen. Sicher wird es dabei eine Übergangsphase geben, in der noch nicht der gewünschte Pflege-Patienten-Schlüssel eingehalten werden kann. Aber ein Anfang ist gemacht, was mich an die Worte von Martin Luther King denken lässt: „Du musst nicht die ganze Treppe sehen, nimm erst einmal nur die erste Stufe."

Ich appelliere daher an alle Entscheiderinnen und Entscheider, diesen Prozess entschlossen weiterzugehen, denn nur so können wir die hohe Qualität, die wir einmal hatten, wieder erreichen. Wenn wir das nicht schaffen, wird sich die im Gang befindliche Abwärtsspirale aus schlechterer Qualität und vermehrten Kündigungen nicht aufhalten lassen. Da müssen wir jetzt einfach ran.

Genauso appelliere ich aber auch an die auf Station Beschäftigten, nun noch mal alle Kräfte und Energie zu investieren, damit in diesem Übergangsprozess weiter hohe Qualität geleistet wird und wir ihn mit der nun nötigen Geduld und Kreativität mitgestalten. Wir brauchen dafür eine positive Grundeinstellung und eine gewisse Aufbruchstimmung. Es wird mitunter weiterhin erforderlich sein, dass wir flexibel sind, wenn es darum geht, Personal, das nicht in der Intensivmedizin zu Hause ist, als Hilfspersonal zu akzeptieren und zu integrieren.

Neben den verbesserten Arbeitsbedingungen und einer angemessenen Vergütung wird auch der Weiterbildung der Mitarbeiterinnen und Mitarbeiter eine wichtige Rolle zukommen. Fortbildungen sind hier ganz besonders hervorzuheben. Die Intensivmedizin verändert sich schnell und ständig. Wir alle müssen uns stetig fortbilden. Auf Station wie abseits davon. Fortbildungen müssen im Klinikalltag zu einer lebendigen Kultur werden und dazu bedarf es entsprechender Investitionen – zeitlich wie finanziell.

2. Weniger Kostendruck

Das System in seiner jetzigen Form setzt die Profitabilität der Krankenhäuser voraus. Kliniken werden dabei als Konkurrenten und nicht als Partner verstanden. Insofern versucht jedes Krankenhaus für sich eine Nische zu finden und bewirbt sich um dieselben Patienten mit attraktiven Leistungen, die entsprechend abgerechnet werden können. Doch ein solches System honoriert weder gute Medizin noch gute Pflege.

Die Einnahmenseite ist dabei das kleinere Problem. Die Ausgabenseite, die es mittels perfektionierter Effizienz zu minimieren gilt, bekommen vor allem die Mitarbeitenden in ihrem Dienst am Krankenbett direkt mit. Das Haus, das mehr Patienten mit weniger Personal behandelt, ist bislang auf der sicheren Seite und hat gegenüber den anderen einen Wettbewerbsvorteil. Die Intensivmedizin bekommt das als kostenintensivster Teil des Systems besonders zu spüren.

Ich selbst schätze Effektivität und geregelte Abläufe im Gesundheitssystem, sie dienen dem Patienten. Aber so wie es aktuell läuft, dient es dem Patienten nicht mehr.

Christian Karagiannidis, Präsident der Deutschen Gesellschaft für Internistische Intensivmedizin und Notfallmedizin, hat es auf den Punkt gebracht, als er gegenüber dem Ärzteblatt sagte: „Wenn wir die Patienten weiterhin qualitativ hochwertig versorgen wollen, müssen wir die Arbeitslast auf den Intensivstationen reduzieren. Dazu gehört die Verbesserung des Personalschlüssels. Dafür müssen wir davon wegkommen, die Intensivmedizin aus ökonomischen Gesichtspunkten zu betrachten. Die Intensivmedizin ist wie die Polizei und die Feuerwehr ein Teil der Daseinsvorsorge und muss auch so finanziert werden."[11]

Wir müssen die Intensivmedizin wieder als Teil einer systemrelevanten Daseinsvorsorge begreifen. Sonst beißt sich das System in den Schwanz: Denn ist sie nicht mehr wettbewerbsfähig, weil die Mitarbeitenden ihr unter Wettbewerbsbedingungen den Rücken kehren, wird sie ja trotzdem weiterhin gebraucht.

3. Weniger Intensivstationen

In einer viel debattierten Studie der Bertelsmann-Stiftung[12] ist 2019 eine Reduktion der Zahl der Krankenhäuser – und damit verbunden der Intensivstationen – vorgeschlagen worden. Diese Untersuchung kam vor der Coronapandemie heraus, und die Pandemie hat noch mal ein anderes Licht auf viele Aspekte geworfen. Hauptsächlich besagt sie aber, dass eine Reduzierung der Klinikanzahl zu einer besseren medizinischen Versorgung der Patienten in Deutschland führen würde. Viele Krankenhäuser seien zu klein und verfügten oftmals nicht über

11 Aerzteblatt.de: „Intensivmediziner: ‚Wir gehen dem Ende der dritten Welle entgegen'", 15.6.2021, *https://www.aerzteblatt.de/nachrichten/124705/Intensivmediziner-Wir-gehen-dem-Ende-der-dritten-Welle-entgegen*

12 Bertelsmann-Stiftung: „Eine bessere Versorgung ist nur mit halb so vielen Kliniken möglich", 15.7.2019, *https://www.bertelsmann-stiftung.de/de/themen/aktuelle-meldungen/2019/juli/eine-bessere-versorgung-ist-nur-mit-halb-so-vielen-kliniken-moeglich*

die nötige Ausstattung und Erfahrung, um lebensbedrohliche Notfälle wie einen Herzinfarkt oder Schlaganfall angemessen zu behandeln

Wahr ist, wir leisten uns aktuell eine Vielzahl an Intensivstationen, die allesamt zu wenig Ärztinnen und Ärzte sowie Pflegefachkräfte haben und somit unterhalb ihrer Kapazität bleiben. Hinzu kommt, dass ein großer Teil der Stationen nicht in der Lage ist, viele gängige Therapien zu erbringen. Damit will ich nicht sagen, dass bei den Maximalversorgern immer alles besser laufe. Aber uns erreichen oft Anfragen, ob wir Patienten zur Dialysetherapie übernehmen können, weil im eigenen Haus die zwei einzigen Geräte nicht verfügbar oder belegt sind.

Zwar haben während der Coronapandemie diese Stationen einen großen Beitrag geleistet und wir sind ihnen zu Dank für ihre Arbeit verpflichtet. Doch jede Region muss überdenken, ob der derzeitige Flickenteppich an Intensivstationen (oftmals unterbesetzt und wo Therapien teils nicht durchgeführt werden können) nicht einem System konzentrierter, hoch qualifizierter, mit viel Personal ausgestatteter, leistungsfähiger Intensivzentren weichen sollte. Dies wäre meiner Meinung nach viel effektiver und könnte auch die Zufriedenheit der Mitarbeitenden stärken.

Dafür braucht es lokale, bedarfsorientierte Konzepte. Die aktuelle Entwicklung, dass jede kleine Intensivstation sich nun ein ECMO-Gerät anschafft und diese Therapie dann zwei oder drei Mal im Jahr anwendet und damit folglich im Umgang kaum Erfahrung oder Expertise hat, ist nicht im Sinne der Behandlungsqualität. Das sollte auch von den Kassen entsprechend kontrolliert werden.

Gerade in einem Ballungszentrum wie Berlin ist eine Hochleistungsintensivstation mit allen Möglichkeiten von Plasmaaustauschverfahren bis ECMO-Therapie für den Patienten die bessere Wahl, als eine Intensivstation im Umland zu haben, wo bestimmte Verfahren nicht möglich sind. Letztlich hängen daran auch leistungsfähige Labore, die am Wochenende Ergebnisse liefern, und Blutbanken, die innerhalb von Minuten lebenswichtige Blutprodukte liefern können.

Die großen Hochleistungsintensivstationen sollten daher in die Lage versetzt werden, sich personell so aufzustellen, dass sie ihre Arbeit gut machen können. Hier darf es keine Denkverbote geben. ***Jede Intensivstation muss künftig begründen können, warum sie die wertvolle Ressource Personal benötigt und in Anspruch nimmt, wenn gängige Therapieverfahren dem Patienten vor Ort überhaupt nicht angeboten werden können.*** Das kann bedeuten, dass die ein oder andere Intensivstation in anderen Häusern deutlich verkleinert oder gar geschlossen werden muss. Gleichsam erfordert das, regionaler zu denken und eine gute Versorgung für die Menschen sicherzustellen. Die Ressource Intensivpersonal ist nun einmal der limitierende Faktor, und es macht keinen Sinn, Intensivpflegekräfte dort einzusetzen, wo sie aufgrund der vorhandenen Ressourcen nicht in der Lage sind, die Patienten so zu behandeln, wie es dem aktuellen Stand der Wissenschaft entspricht.

4. Psychologische Unterstützung

Mich persönlich überrascht die große Zahl an psychiatrischen Störungen bei den Mitarbeitenden in der Intensivmedizin nicht. Sie belegt auf eindrucksvolle Weise: Wir brauchen an dieser Stelle professionelle Hilfe. Die Bedingungen dieses Tätigkeitsfeld sucht seinesgleichen. Nirgendwo sonst erlebt man so viel Unglück, Leid, Schmerz und Tod. Und gleichzeitig die Notwendigkeit, schnell wieder Platz zu schaffen für den nächsten Härtefall. Denn schon kurz nachdem ein lange auf der Intensivstation liegender Patient verstorben ist, wird dieses Bett erneut belegt.

Zudem steht man ständig unter einem hohen Druck, helfen zu müssen und auch zu wollen, wird aber konfrontiert mit erschwerten Bedingungen. Auf Dauer hält das kaum jemand aus. Es ist keine Schande anzuerkennen, dass man da Unterstützung braucht.

Im Tarifvertrag der Charité wurde auch die Wichtigkeit, das intensivmedizinische Personal psychologisch zu unterstützen, mit aufgenommen. Ein unglaublich wichtiges Signal, wie ich finde: „Psychologen und Psychologinnen arbeiten in der Betreuung der Patientinnen mit und entlasten damit die Fachkräfte in der Pflege; gleichzeitig sind Ad-hoc-Konsultationen für die Mitarbeitenden möglich.“[13]

13 Tarifvertrag „Gesundheitsfachberufe Charité“, *https://www.charite.de/fileadmin/user_upload/portal_relaunch/karriere/dokumente/tarife/Tarifvertrag_Gesundheitsfachberufe.pdf*

Diesen Weg müssen wir konsequent weitergehen. ***Psychologische Maßnahmen müssen in Abläufe mit eingebunden werden.*** Natürlich ist das nicht die Lösung aller Probleme, aber es kann eine große Unterstützung sein, grobe Fehlentwicklungen und Überforderungserscheinungen sowie mögliche selbstgefährdende Tendenzen bei Mitarbeitenden frühzeitig aufzudecken.

Nach meiner persönlichen Erfahrung sind Psychologinnen und Psychologen als Teil einer intensivmedizinischen Mitarbeiterschaft von unschätzbarem Wert – zum Beispiel bei der Betreuung von Angehörigen. Sie helfen bei Fremdanamnese wie Trauerverarbeitung. Wenn ich beispielsweise ein schlechtes Gewissen habe, weil ich die weinende Familie eines auf Station verstorbenen Patienten zurücklassen muss, um zu einem Notfall zu eilen, sind sie da für die trauernden Menschen.

5. Verbesserte Abläufe, mehr Digitalisierung

Wir brauchen weitere Unterstützung auf Station, damit sich Ärzteschaft und Pflege auf ihre Kernkompetenz, nämlich die Behandlung von Patienten, konzentrieren können. Viele Abläufe müssen weiter professionalisiert werden. Die Digitalisierung kann uns dabei helfen. Es sollte aber nicht die Aufgabe der Ärzte sein, die Digitalisierung voranzutreiben. Sie sollte vielmehr für uns übernommen werden, mit dem Ziel, dass wir uns auf die Patienten konzentrieren können. Die Frage vor jedem Modernisierungsschritt sollte daher sein: Hilft dies Ärztinnen und Ärzten sowie Pflegekräften dabei, ihren Dienst am Patienten besser wahrzunehmen?

Bei manchen Entwicklungen ist das genaue Gegenteil der Fall. Oft werden neue Regeln aufgestellt, die angeblich im Sinne der Patientensicherheit geschehen sollen. Die korrekte Umsetzung eines neuen Verfahrensmonstrums obliegt meist den Ärztinnen und Ärzten, die dann auch vollumfänglich haften. Doch es muss die Frage gestellt werden: Was können wir dem Intensivpersonal abnehmen, nicht aufbürden?

Dafür gibt es meines Erachtens keine Denkverbote. Ich könnte mir sogar regelmäßige Stationsvisiten mit Datenverantwortlichen und Informatikern vorstellen, denen wir mitteilen können, was schlecht läuft und wie wir unseren Job besser machen könnten. In Deutschland ist aber leider oft die Hürde hoch: Wer etwas verbessern und einen Missstand abstellen oder beheben möchte, muss erst Erklärungen liefern, Widerstände überwinden und Anträge ausfüllen.

Datenschutz beispielsweise liegt im Interesse des Patienten. Wenn er aber so gehandhabt wird, dass der Arzt für dessen Einhaltung jeden Tag mehrere Gänge zu einer Datenmülltonne unternehmen muss, die außerhalb der Station liegt, weil diejenigen, die den Datenmüll abholen, die Station nicht betreten möchten, dann schadet auf einer Intensivstation das Projekt Datenschutz dem Patienten.

Das ist nur ein simples Beispiel dafür, wie dem medizinischen Personal das Leben schwer gemacht wird, sodass gut gemeinte Vorschriften entweder nicht eingehalten werden können oder so viel Zeit kosten, dass die Patientenversorgung darunter leidet. Es gibt unzählige weitere Beispiele, wo das Personal irgendwann denkt: „Sag mal, eigentlich wollte ich hier doch kranken Menschen helfen."

Wir brauchen eine Denkweise, die Datenschutz, Hygiene, Arbeitssicherheit und Patientensicherheit wieder so gestaltet, ohne dass dem Personal (das genug damit zu tun hat, sterbenskranke Menschen vor dem Tod zu bewahren oder würdig beim Sterben zu begleiten) quasi die Pistole auf die Brust gesetzt und gesagt wird: „Wenn du das nicht machst, dann …"

6. Möglichkeiten zur freien Entfaltung

Die Lebensumstände der Menschen haben sich enorm geändert, ebenso die Vorstellungen, wie sie ihr Leben gestalten möchten. Das gilt auch für das Intensivpersonal. Hierauf sollten Arbeitgeber wie Dienstplaner verstärkt eingehen. Auch wenn's schwierig wird: Die Maxime sollte lauten, auf individuelle Wünsche und Lebensplanungen mit Flexibilität zu reagieren und zu versuchen, persönliche Lebensgestaltung und berufliche Weiterentwicklung möglich zu machen.

Dass jemand Intensivmedizin als Fulltime-Job macht, wird meines Erachtens die Ausnahme bleiben. Es ist eine zu große Belastung und ein zu hoher Druck, als dass man dies in einer 42-Stunden-Woche aushalten könnte. Und bei Ärzten kommt oft ja noch die Bereitschaftsdienstzeit hinzu, die zum Teil immer noch als Freizeit angesehen wird.

Wir werden künftig flexiblere Lösungen für jeden Einzelnen finden müssen. Und da sollte der Kreativität keine Grenze gesetzt werden. Es müssen Wege gefunden werden, den Ärztinnen und Ärzten wie Pflegekräften auch mal ein paar Tage im Monat abseits des Krankenbettes zu genehmigen. Sie könnten beispielsweise den Nachwuchs ausbilden, Notfall-Workshops organisieren, an Schulen Erste-Hilfe-Maßnahmen unterrichten und für den Pflegeberuf werben, im Rettungsdienst Erfahrungen sammeln und ihre eigenen Erfahrungen von der Station an die Feuerwehr weitergeben, in der Funktionsdiagnostik assistieren, in der Dialyse oder im OP arbeiten.

Ein Tapetenwechsel bringt viel Neues mit sich, und die Erfahrungen, die an anderer Stelle gesammelt werden können, bringen der eigenen Station einen großen Mehrwert. Wenn so etwas dann noch dazu dient, Mitarbeitende zu motivieren und den Verbleib im Job zu sichern, sollten die Verantwortlichen dafür Türen öffnen und das Ganze fördern.

Letztlich geht es darum, dem Intensivpersonal zu ermöglichen, ausreichend Ausgleich zu finden. Maßgabe muss hier sein, dass es mehr nutzt, wenn jemand zu 50 Prozent in der Intensivmedizin arbeitet als gar nicht mehr.

Auch die zunehmende Akademisierung der Pflege, die ich begrüße, ließe sich beispielsweise nutzen, um stationseigene Behandlungsstandards für Qualitätsmanagement, Schmerzbehandlung, Wundmanagement und viele andere Themen voranzutreiben und den Pflegenden hierfür Zeit einzuräumen. Dies passiert auf vielen Stationen schon längst, muss aber noch mehr zum Normalfall werden.

Auf lange Sicht wird ein solch flexibles Vorgehen mit einem abwechslungsreichen Alltag die Bereitschaft, lange in der Intensivmedizin zu arbeiten, steigern. In der Ärzteschaft ist dies ohnehin etwas einfacher zu praktizieren, weil Ärztinnen und Ärzte auch in der Präklinik, also im Rettungsdienst, im OP, auf der Dialysestation oder in der Funktionsdiagnostik gebraucht werden.

Auch in Ambulanzen – im Bereich der Nachbetreuung von Intensivpatienten in einer Post-ICU-Ambulanz beispielsweise – gibt es in Deutschland noch viel Nachholbedarf. Dies sind Ambulanzen, in denen sich Patienten nach ihrer Entlassung aus der Reha, lange nach ihrem Intensivaufenthalt, vorstellen und auf Langzeitfolgen hin untersucht werden. Hier könnten

Intensivmediziner einen Tag in der Woche eingesetzt werden, um die Intensivpatienten nach deren Reha zu untersuchen und nachzubetreuen. Dies ist eine Möglichkeit, einen Tag lang den schrillenden Alarmen auf der Intensivstation zu entkommen und andererseits persönlich zu sehen: „Hey, mein anstrengender Beruf auf der Intensivstation lohnt sich. Wir haben diesen Menschen gerettet. Er war fast tot, jetzt sitzt er mir gegenüber und spricht mit mir." Auch die psychologische Nachbetreuung dieser Patienten ist enorm wichtig und hat einen immer höheren Stellenwert.

Die Ausbildung zum Palliativmediziner ist ebenfalls eine attraktive Entwicklungsmöglichkeit, die es Intensivmedizinern erlaubt, von der Station für ein paar Tage wegzukommen und später die neue Expertise in der Behandlung der Patienten einzubringen.

Auch eine wissenschaftliche Karriere kann einen guten Ausgleich zur Arbeit am Intensivbett eröffnen. Dafür muss es aber noch einfacher möglich sein, sich im Bereich der Forschung zu engagieren. Hier ist der Bedarf groß, nur sind oft die Hürden sehr hoch. Eigene Anträge zu schreiben, Gelder einzuwerben und eigene Projekte auf die Beine zu stellen, ist mit einer Tätigkeit auf einer Intensivstation einfach nicht vereinbar. Da bedarf es der Unterstützung von außen.

7. Mehr Wertschätzung

Am wichtigsten ist die generelle Wertschätzung der Intensivmedizin. Ärztinnen wie Ärzte und Pflegefachkräfte kümmern sich um die Schwerstkranken und bieten eine Rundumbetreuung mit allen möglichen Therapieverfahren rund um die Uhr. Dafür benötigen wir Wertschätzung und Unterstützung aus der Gesellschaft. Ich bin mir sicher, dass viele Menschen in der Gesellschaft ein sehr positives Bild von den Mitarbeiterinnen und Mitarbeitern der Intensiv- und Notfallmedizin haben. Während der Pandemie haben wir viele Zuschriften mit Süßigkeiten und allerliebsten Briefen erhalten. Die allermeisten Angehörigen sind uns sehr dankbar und bringen dies auch im täglichen Stationsalltag zum Ausdruck. Von Schokolade, die ich für mein Leben gern esse und nicht missen möchte, werden sich aber die Bedingungen nicht substanziell ändern.

Entscheidend ist, dass die Wertschätzung darüber greifbar wird, dass Arbeitsbedingungen geboten werden, die den Job wieder langfristig durchführbar machen. Daran würden viele echte Wertschätzung erkennen. Hier braucht es klare Entscheidungen: Wer in die Arbeitsbedingungen investieren will, um die Zufriedenheit und die Qualität zu stärken und zu garantieren, wird an der einen oder anderen Stelle viel Geld in die Hand nehmen müssen.

FÜR EINE BESSERE INTENSIVMEDIZIN

SOLIDARITÄT UND WERTSCHÄTZUNG

Die Coronapandemie hat eine Sache deutlich gemacht hat: Für ein gesundes und stabiles Gesundheitssystem braucht es wirklich das Engagement aller Beteiligten. Nicht nur das der Ärzteschaft, des Pflegepersonals, der Krankenhausverwaltungen, Politik und Krankenkassen, sondern es braucht eine ganze Gesellschaft, die dahintersteht. Jede Person muss das Gesundheitswesen, das sie in Anspruch nimmt, solidarisch mittragen und ihren Beitrag dazu leisten, damit dieses chronisch überlastete System in Zukunft nicht weiter überfordert wird.

Auch wenn es abgedroschen und parolenhaft klingen mag, so bin ich doch der festen Überzeugung: Wir brauchen die Solidarität der Menschen, um das Gesundheitssystem am Laufen zu halten. Denn schon vor den Coronawellen wurde deutlich: Jedes Gesundheitssystem, selbst das besonders leistungsfähige deutsche, ist irgendwann überlastet. Und wenn hier der Wunsch nach Veränderung nicht von allen solidarisch mitgetragen wird, mangelt es künftig weiter an Kapazität und Qualität.

Es liegt leider in der Natur des Menschen, dass wir Dinge erst dann wertschätzen, wenn sie nicht mehr da sind oder nicht mehr richtig funktionieren. So verhält es sich letztlich auch mit der Intensivmedizin. Viele Jahre hatte niemand Sorge: Was passiert, wenn ich krank werde? Alle waren sich sicher: Dann gehe ich ins Krankenhaus und werde versorgt. Alle hielten es für selbstverständlich, dass sie sofort umfassend behandelt und versorgt werden. Unabhängig von Uhrzeit und Wochentag. Das wollen Kliniken und Krankenhäuser weiterhin bieten, keine Frage. Doch dieses Denken, das viele Patienten mitbringen, ist zunehmend das Gegenteil von dem, was die Tätigen im Gesundheitssystem leisten können.

Durch die herausfordernde Coronasituation in Krankenhäusern und die nach meinem Gefühl engmaschige Berichterstattung in den Medien über die Pflegesituation ganz allgemein konnte bereits kommuniziert werden, wie sich der Mangel in der Pflege weiter dramatisiert. Insofern ist sich vermutlich heute ein großer Teil der Gesellschaft sehr bewusst darüber, was auf den Normal- und Intensivstationen in Krankenhäusern geleistet wird. Die entsprechende Wertschätzung speziell in der ersten Coronawelle mit viel Applaus erfahren zu haben, dafür möchte ich mich an dieser Stelle herzlich bedanken.

Es fühlt sich gut an, zu wissen, dass die Gesellschaft hinter uns steht. Mit Ausnahme der wenigen Holzköpfe, die da von Zeit zu Zeit spazieren gehen. Ich will diese merkwürdige Minderheit keinesfalls verharmlosen. Viele von ihnen sind nicht nur laut, sondern leider teilweise auch kriminell, wenn ich an widerwärtige Attacken auf manch aufrechten Hausarzt denke, der mit großer Begeisterung impft. Ich will ihnen aber auch nicht noch mehr Aufmerksamkeit schenken, als sie ohnehin schon bekommen.

Ich befürchte jedoch, sobald nicht mehr die unmittelbare Triage droht oder die Infektionszahlen mit schweren Verläufen so hoch sind, ist es weitgehend vorbei mit der Wertschätzung durch die Gesellschaft. Sie wird höchstens in Erinnerung bleiben. Was ich hier aber klar und deutlich zum Ausdruck bringen möchte, ist: Wir sind weiterhin an der Kapazitätsgrenze. Und nach der Coronabelastungssituation werden sicher noch einmal viele Fachkräfte die Intensivmedizin verlassen. Der Fokus muss unbedingt weiter auf der Intensivmedizin bleiben, denn so wie die Situation jetzt ist, kann und wird es nicht weitergehen. Die Tätigkeit auf einer Intensivstation muss als Dienst, der unter starkem Druck ausgeübt wird, eine anhaltend große Wertschätzung erfahren. Und diese auszudrücken, ist gar nicht so einfach.

Natürlich muss man dabei immer berücksichtigen, aus welchem Bereich die Wertschätzung kommt. Ich habe auf den Seiten zuvor schon von einigen berührenden Beispielen erzählt, wie Patienten und Angehörige uns aufrichtig ihre Dankbarkeit ausgedrückt haben. Manch andere, vielleicht von den Überbringern gut gemeinte Geste, kommt zuweilen aber einfach lächerlich daher, wenn ich da an die Tüten mit Chips, Deo und Kondomen zurückdenke, die mal am Eingangsbereich des Krankenhauses für uns abgegeben wurden. Die Aktion fanden viele von uns ziemlich daneben und sie hat, wenn sie Wertschätzung transportieren sollte, ihre Wirkung verfehlt. Dadurch fühlen sich Ärztinnen und Ärzte sowie Pflegekräfte mehr veralbert als wertgeschätzt.

Gutscheine für Berliner Foodtrucks, mit denen man sich schnell mal ein besonderes Essen gönnen kann, kamen da schon viel besser an. Auch Spenden wie Schokolade, Kuchen und Kaffee sind Aufmerksamkeiten, über die wir uns auf Station freuen und die uns helfen, den ein oder anderen Dienst durchzustehen. Doch all das sind immer nur Zeichen, kleine Gesten von Mensch zu Mensch, sie ändern aber noch nichts am großen Ganzen.

Selbst Zusatzprämien, die an der einen oder anderen Stelle bereitgestellt wurden und flossen, sind von der Politik grundsätzlich gut gemeint, sie drohen aber natürlich schon auch als Almosen oder gar Schweigegeld wahrgenommen zu werden. Denn es bedürfte ihrer ja nicht, wenn die Bedingungen und die grundsätzliche Vergütung stimmten. Anders gesagt: Ein einmal gezahltes zusätzliches Taschengeld ist bestimmt ein erster Schritt, aber dabei darf es auf keinen Fall bleiben, denn dies kann nicht aufwiegen, dass man einen strapaziösen Beruf jahrelang macht. Das fühlt sich für viele an wie eine Art Schweigegeld.

Natürlich ist das Gesundheitssystem nur so gut, wie wir bereit sind, dafür Gelder auszugeben. Da gibt es nichts zum Nulltarif. Doch wer denkt, Geld und Gehaltserhöhungen könnten alle Probleme lösen … Weit gefehlt! Die Problematik ist vielschichtiger. Umfragen zeigen[14], dass zwar eine angemessene Bezahlung vor allem der Pflege wie auch der Assistenzärztinnen und -ärzte wichtig, aber nur ein kleiner Teil der Lösung ist.

Unter dem Titel „Altenpflege im Fokus“ hatten beispielsweise der Deutsche Berufsverband für Pflegeberufe und das Vincentz Network rund 700 Pflegekräfte befragt. 96 % (!) der Befragten gaben an, dass sie nicht glaubten, dass Politiker ihre Lage verstanden hätten, sodass 40 % von ihnen erwägen aus-

14 Welt.de: „‚Pflexit‘ geht weiter – 40 Prozent der Pflegekräfte erwägen, ihren Job aufzugeben“, 13.1.2022, *https://www.welt.de/politik/deutschland/article236219718/Pflexit-40-Prozent-der-Pflegekraefte-erwaegen-ihren-Job-aufzugeben.html*

zusteigen. Für mehr als die Hälfte steigere ein höheres Gehalt die Attraktivität des Berufs, noch mehr wünschten sich aber eine bessere Ausstattung mit Personal und Ausbildung. Viele erlebten zwischen dem, was sie als gute Pflege verstehen und wie fremdreguliert sie arbeiten müssten, zudem ein Dilemma.

Attraktiver sein als die Konkurrenz

Für viele sind die Arbeitsbedingungen das Entscheidende. Da muss vieles für getan werden, dass der Beruf im Bereich der Intensivmedizin wieder attraktiver wird. Es gab Zeiten, da hatten die auf der Intensivstation tätigen Personen keine rechte Alternative. Sie waren angewiesen auf diesen Job. Inzwischen hat sich das Ganze verändert. Das Gesundheitssystem braucht die Mitarbeitenden dringender als diese den Arbeitsplatz auf der Intensivstation.

Wir erleben da einen ausgeprägten Fachkräftemangel. 2021 konnten 8.000 Arbeitsplätze nach Angaben der Deutschen Krankenhausgesellschaft (DKG)[15] auf den Intensivstationen nicht besetzt werden, das entspreche einer Quote von 12 Prozent. Das heißt, jede achte Fachstelle blieb unbesetzt. Zum Vergleich: Vor fünf Jahren lag diese Zahl noch bei 3.100 Stellen.

Anders gesagt, die Möglichkeiten für jede und jeden, sich etwas anderes zu suchen, sind da. Und die anderen Bereiche heißen Handwerk, Dienstleistungen, aber auch Internetmarketing. Viele dieser Alternativen erfordern keine Nachtdienste und beinhalten weniger Verantwortung. Ebenso ist es denk-

15 BR-online.de: „Personalmangel bei Pflegekräften in Krankenhäusern verschärft", 10.1.2022, *https://www.br.de/nachrichten/deutschland-welt/personalmangel-bei-pflegekraeften-in-krankenhaeusern-verschaerft,Su5kSrb*

bar, den Lehrberuf zu ergreifen oder in der Naturwissenschaft oder im Ingenieurwesen Fuß zu fassen. Viele derjenigen Pflegekräfte, die nicht in die Intensivmedizin eingeheiratet haben, sind im Besitz des Abiturs und sehen die Intensivstation möglicherweise nur als Zwischenstation. Manche von ihnen kann man ohnehin nicht halten, wir sollten sie allerdings auch nicht aktiv vertreiben. Eine Pflegekraft, die ihren Beruf nur für ein bis zwei Jahre machen wollte, weil sie auf einen Studienplatz wartet, überlegt es sich vielleicht noch mal, wenn sie ein tolles Team gefunden hat, in dem sie vieles selbst aktiv mitgestalten kann.

Sie alle vereint aber doch eins: Sie wollen den Job auf einem qualitativ hohen Niveau machen, ohne von einem Patienten zum nächsten zu hetzen. Das macht nämlich niemanden auf Dauer glücklich. Es belastet, weil sie es anders und vor allem besser gelernt haben, und die Strukturen ihnen die vernünftige Umsetzung ihrer Kenntnisse und Fähigkeiten nun nicht erlauben.

Viele andere Bereiche werben am Ende um die Personen, die aus dem Gesundheitssystem vergrault werden. Das heißt, wir alle müssen uns Mühe geben, damit diese Menschen auch morgen noch bereit sind, früh aufzustehen, die Nacht durchzuarbeiten und Verantwortung zu übernehmen. Wir sollten keinesfalls den Fehler machen, zu denken, dass die Menschen, die das Gesundheitssystem am Laufen halten, keine Alternativen hätten. Eine Intensivpflegekraft kann vielerorts dasselbe Geld verdienen – für weniger Arbeit und weniger Verantwortung. Und es ist ja nicht so, dass alle den Job aus hundertprozentiger Überzeugung machen. Wir müssen um jede Mitarbeiterin und jeden Mitarbeiter werben und alles tun, um sie zu halten.

Eine Intensivstation formen

Natürlich geht es nicht nur darum, Menschen in dem Job zu halten, sondern eine Intensivstation zu formen, für die es sich lohnt zu bleiben. Ein qualitativ hohes Niveau ist ein unglaublich starker Magnet für Leistungsträger, das ist einfach so. Denn ein leistungsbereites Arbeitsumfeld zieht außergewöhnlich leistungsbereite Menschen an. Und die brauchen wir, und die Patienten brauchen sie auch.

Ich glaube, entscheidend ist daher auch Wertschätzung eines jeden Mitarbeiters vor Ort, also auf der Station selbst. Ob die täglichen Bemühungen wahrgenommen werden oder nicht. Wichtig ist da, ob der Chefarzt einen bei der Visite grüßt. Ob der Oberarzt der Pflegekraft zuhört, wenn sie über dieses oder jenes Hauptproblem eines Patienten spricht. Wenn die Pflegekraft bei der Visite mit einbezogen wird und spürt, dass ihr Wort Gewicht hat. Dafür allerdings muss die Pflegekraft auch die Chance bekommen, ihre Stimme erheben zu können. Menschen haben ein sehr feines Gespür dafür, ob ihre Anliegen wirklich ernst genommen werden, oder ob sie nur pro forma gehört werden. Im Grunde wollen sie gar nicht unbedingt alles entscheiden. Viel wichtiger ist, dass ihnen zugehört wird. Und zwar aufmerksam. Davon hängt meines Erachtens primär ab, ob sich jemand wertgeschätzt fühlt oder nicht.

Für eine Intensivmedizin, für die es sich zu bleiben lohnt, müssen allerdings in einigen wesentlichen Bereichen Änderungen erfolgen. Alle müssen da mitmachen: Patienten, deren Angehörige, Ärzteschaft, Pflege, Administration und Politik. Das Gute ist, wir sind alle gefordert, die Intensivmedizin in Deutschland wieder nach vorne zu bringen. Ich sehe sieben Bereiche, in denen Menschen mitziehen, handeln und Dinge verändern müssen.

1. Was Patienten tun können

a.) Mitmachen!

Dieser Abschnitt fällt mir tatsächlich ganz schön schwer. Da ich zum Glück noch nie als Patient auf einer Intensivstation gewesen bin, gibt es vermutlich geeignetere Menschen, die darüber reden und schreiben können, wie man sich von der Intensivstation ins Leben zurückkämpft. Ich weiß einfach nicht, wie es ist, in einem Bett zu liegen, wenn hinter einem die Monitore piepen, man selbst nicht in der Lage ist aufzustehen, vielleicht sogar sich zu bewegen sowie Schmerzen hat und sich nicht äußern kann, weil man einen Schlauch im Hals hat.

Die Versuchung ist groß, dieses Kapitel anderen Menschen zu überlassen, dennoch will ich mich daran versuchen. Schließlich haben Ärzte ja einen eigenen Blick auf die Patienten und Erfahrung damit, welche es zurück ins Leben schaffen, von ihrer Grunderkrankung mal abgesehen.

Der Weg von der Intensivstation zurück nach Hause über die Normalstation oder die Reha ist ein steiniger Weg. Je nachdem, was einem den unliebsamen Aufenthalt verschafft hat, kostet dieser Weg viel Energie und oft Zeit. In jedem Fall ist es ein Kampf.

Zuallererst muss ein Patient akzeptieren, dass er bzw. sie all dem ausgeliefert ist. Das fällt gerade jungen Menschen schwer, die es bislang nie gewohnt waren, auf externe Hilfe angewiesen zu sein. Sich selbst einzugestehen und zu akzeptieren „Hey, ich bin ernsthaft krank und ich bin auf Hilfe angewiesen“, ist der erste Schritt auf dem Weg zurück in die Freiheit.

Zuerst ist also das Eingeständnis von Schwäche erforderlich neben all der Bereitschaft, alles, was man hat, einzusetzen und noch mal Vollgas zu geben. Das fällt oft gerade denjenigen schwer, die jahrelang die Last anderer getragen haben, zum Beispiel einer Frau, die ihren Mann lange gepflegt hat, oder einem Mann, der für seine Familie die Versorgerrolle wahrgenommen hat. So weiterzumachen geht für sie nun nicht. Vielleicht kommt das eines Tages wieder … Aber wer sich im Rahmen seiner Erkrankung nicht eingesteht, selbst – vielleicht nur eine Zeit lang – auf Hilfe angewiesen zu sein, hat schon viel verloren.

Der zweite Schritt besteht darin, anzuerkennen, dass der Weg zurück wirklich hart werden wird. Ich gehe mal von den Patienten aus, die wir so behandeln, aber gerade wenn ich an die aktuellen Covidpatientinnen und -patienten denke, zum Beispiel an Herrn Wegener aus unserer TV-Doku … Was hat der gekämpft! Die Coronainfektion hatte er überstanden, aber seine Muskeln und Lungen waren gravierend geschädigt und geschwächt. Er musste sich Schritt für Schritt, Tag für Tag wieder zurückkämpfen und hat unter starken Schmerzen gelitten. Physiotherapie ist unglaublich anstrengend, wenn man keine Muskeln oder gut funktionierende Lunge mehr hat, nachdem beides durch den Intensivaufenthalt in Mitleidenschaft geraten ist.

Ich war sehr beeindruckt von der Art und Weise, wie Herr Wegener sinngemäß gesagt hat: Okay, ich wollte nicht hier sein, ich habe mir das hier nicht ausgesucht. Es gab noch keine Impfung, die mich hätte schützen können. Was für ein Mist!

Solch eine Überlegung, in der man die eigene Lage betrauert, ist sehr wichtig. Hierbei können Psychologen dem Patienten helfen, in einem Zustand geistiger und körperlicher Mattheit festzustellen, was eigentlich passiert und los ist. Manche Patienten wachen in anderen Krankenhäusern wieder auf und sind aufgrund ihrer längeren Beatmungsphase erst mal verwirrt. Es ist einfach sehr schwierig, Pläne für die Zukunft zu schmieden und durchstarten zu wollen, wenn man gar nicht weiß, in welchem gesundheitlichen Zustand man sich eigentlich befindet.

Ärztinnen und Ärzte haben leider während der Visite oder zwischen Tür und Angel zu selten Zeit für tiefsinnige Gespräche. Als Oberarzt versuche ich manchmal, ihnen diesen Job abzunehmen und merke, wie zeitaufwendig das ist. Aber Psychologinnen und Psychologen sind viel qualifizierter dafür, herauszufinden – oft auch im komplexen Gefüge mit den Angehörigen –, was ein Patient wirklich möchte.

„Will er wirklich, dass wir ihn durch die nächste Sepsis (Blutvergiftung) mit aller Gewalt durchpeitschen? Oder will er, dass wir ihn irgendwann ziehen lassen?" – Den klaren Patientenwillen festzustellen, ist ein ganz wichtiger Beitrag, der auch zur Entlastung von Intensivstationen führen kann. Das ist allerdings auch der sensibelste Bereich, den man sich vorstellen kann. Keinesfalls darf irgendeine Fachdisziplin in den Verdacht geraten, dem Patienten einzureden, dass er auf weiterführende Intensivtherapien im Sinne der Allgemeinheit doch bitte verzichten möge. Auf gar keinen Fall!

Da es aber ein so großes Tabuthema ist, befürchte ich, dass wir uns oft genug darum drücken und den vermeintlich leichteren Weg der Maximaltherapie gehen und voraussetzen, der Patient hätte das alles so gewollt. Schließlich will jeder doch leben.

Da das aber ein unangenehmes Tabuthema ist, drückt sich mancher Arzt darum, mit den Patienten Tacheles zu reden, solange es noch geht. Oftmals wird es auch nicht möglich sein, einen Behandlungsplan festzulegen, der alle Eventualitäten berücksichtigt. Häufig sind die klinischen Verläufe nicht so geradlinig, wie wir es uns wünschen würden – weder bei einem guten noch bei einem schlechten Verlauf. Zwischen hopp oder top gibt es viele Graustufen, und da muss sich der Patient dann auf sein Behandlungsteam verlassen. Aber wenn vorher vernünftige Gespräche stattgefunden haben über die Therapieziele des Patienten, dann erleichtert das die Anpassung von Therapieplänen auf dem Weg dorthin.

Psychologen haben feinere Antennen für Signale, die der Patient dabei gibt. Wenn der Patient konstruktiv mitmacht, ist viel gewonnen. Viele Fragen müssen berücksichtigt werden: Aus welchem Umfeld kommt der Patient? Was stellt er sich für die nächsten Jahre vor? Was hat er noch für Ziele im Leben? Welches Leben hält er für lebenswert? Leben um jeden Preis?

Oft beantworten Angehörige uns diese Fragen – oder sie versuchen zumindest, Antworten darauf zu finden. Manches bleibt nebulös. Was ein Patient wirklich will, können am allerbesten Psychologen im Gespräch mit ihm herausfinden. Erfahrene Ärztinnen und Ärzte können das mit Abstrichen auch, nur fehlt oft einfach die Zeit dazu.

Aber es gibt leider auch Patienten, die sich auf Gespräche mit Psychologinnen und Psychologen gar nicht erst einlassen möchten. Über die Gründe kann ich nur spekulieren, möglicherweise spielt Stigmatisierung eine Rolle. Ich kann es aber nur jedem empfehlen, jede erdenkliche Hilfe anzunehmen. Die Hilfen, die einem auf Intensivstationen in Deutschland angeboten werden, sind fantastisch. Daher mein Tipp: Sollten Sie mal auf einer Intensivstation liegen und eine Psychologin kommt vorbei und fragt, ob sie reden wollen, sagen sie: „Ja! Bitte! Helfen Sie mir zu verstehen, was eigentlich los ist." Es wird Ihnen nicht nur guttun, sondern eventuell auch helfen, wichtige Fragen zu klären, die für alle Beteiligten angesichts Ihrer Situation von Bedeutung sein könnten.

Herr Wegener aus der Doku ließ sich darauf ein und gab Vollgas. Für seine Familie und für sich selbst ging er an die Belastungs- und Schmerzgrenzen und darüber hinaus. „Ich mobilisiere noch mal alles, was ich habe. Das wird nötig sein, um eine realistische Chance zu haben." Mich haben die Fotos, die er uns aus der Reha und später von zu Hause hat zukommen lassen, jedes Mal sehr berührt. Und wenn Patienten nach mehreren Wochen auf zwei Beinen wieder auf die Station kommen, um sich zu präsentieren, ist das auch immer ein ganz besonderer Moment, der uns ermöglicht, innezuhalten und zu reflektieren: Es hat sich gelohnt. Sein Einsatz hat sich ausgezahlt. Aber unserer auch. Wir haben etwas Gutes getan, es war nicht alles umsonst. Auch da haben Patienten eine Mitverantwortung im System, wie man das Berufsfeld Intensivstation verbessern kann. Denn Patienten, die zurückkommen und sich bedanken, sind motivierender als alles andere.

Schwieriger ist die Situation bei Krebspatienten oder transplantierten Patienten, die vielleicht zusätzlich mit der Hypothek Immunsuppression umgehen müssen und sich damit wiederkehrenden Infekten als Hindernis ausgesetzt sehen. Ständige Rückschläge müssen für jeden Patienten sehr demoralisierend sein, da helfen natürlich auch keine ärztlichen Appelle, dass man kämpfen solle.

Auch wenn zwar viele Dinge nicht in der eigenen Macht stehen, muss man sich in jedem Falle aufraffen, sich kümmern. Bei der Physiotherapie alles geben, alles versuchen, die Stimmung aufrechterhalten, auch wenn einem danach verständlicherweise gar nicht so sehr zumute ist. Die allermeisten Patienten wissen das und sie ziehen mit. Sie wollen gesund werden und das Ihre dazu beitragen.

Als einmal ein schwer lungenkranker 70-jähriger Patient mit einer vor mehreren Jahren diagnostizierten chronischen Lungenerkrankung zu uns kam, kam ein weiterer Oberarzt beratend hinzu. Der Oberarzt nahm sich viel Zeit und musterte den Patienten, die Röntgenbilder, die Blutgase und die übrigen Laborwerte. Er besprach mit ihm seine Krankengeschichte, den Verlauf seines gesundheitlichen Abstiegs und vieles mehr. Das Gespräch kam immer wieder auf die Frau des Patienten, die er treu pflegte. Dass er jetzt auf der Intensivstation gelandet war und für sie infolgedessen ausfiel, bereitete ihm große Sorge und ein schlechtes Gewissen.

„Was ist Ihnen denn *Ihre* Gesundheit wert?", fragte ihn dann der Kollege. „*Ihre* Lungenfunktion ist eingeschränkt. Wir können da verschiedene Geräte für *Sie* anpassen und einen Plan machen. Das Wichtigste aber ist die Frage: Welchen Beitrag sind Sie bereit, für *sich selbst* zu leisten?"

„Ich bin bereit, alles dafür zu tun, dass ich wieder meine Frau pflegen kann", antwortete der Patient.

„Dann müssen *Sie* alles daransetzen, den hier loszuwerden", und er zeigte auf den Bauch des Patienten.

Dieser nickte.

Ob das alles so einfach ist, abnehmen und man wird wieder gesund, sei jetzt mal dahingestellt. Es ist in den allermeisten Fällen natürlich nicht so, auch wenn es in diesem Falle die erste Voraussetzung dafür war. Es gibt viele Erkrankungen, bei denen der Eigenanteil am Gesundwerden außerordentlich gering ist – beispielsweise Tumorerkrankungen, Infarkte oder Autoimmunerkrankungen, die einer aggressiven Behandlung bedürfen. Eines aber haben sie alle gemein: Nur wenn der Patient überzeugt mitzieht und alle empfohlenen Therapien aktiv unterstützt, hat er eine Chance, das für ihn medizinisch maximal mögliche Ziel auch zu erreichen. Für manchen kann das heißen, dass er bei einer Tumorerkrankung, die dem Patienten im Idealfall eine sechsmonatige Überlebensrate von 50 Prozent prophezeit, noch mal in die Reha kommt. Für eine andere Patientin kann das heißen, dass sie auf eine Palliativbehandlung hinarbeitet, die ihr eine vorübergehende Rückkehr in die eigenen vier Wände und einen Abschied von der Familie ermöglicht.

Bei allem gilt: Der Patient hat einen aktiven Teil an der Entscheidung. Und wenn es heißt Vollgas, ist vor allem der Patient gefragt. Wir als medizinisches Fachpersonal müssen da in einem stressigen Umfeld größte Sensibilität an den Tag legen. Viele Patienten benötigen oft keine Standpauke, dass sie jetzt mal mitmachen sollen, z. B. bei der Physiotherapie. Sie würden vielleicht gern, können aber gerade nicht und sind darüber verzweifelt. Daher ist es wichtig, sich ausreichend Zeit zu nehmen, um Patienten richtig zum Mitmachen zu bewegen.

b.) Eine realistische Erwartungshaltung an die Medizin haben

Die Medizin ist in vielerlei Hinsicht enorm weit gekommen. Wir können Organe ersetzen, transplantieren. Es gibt immer ausgefeiltere Therapien gegen Krebserkrankungen, und minimalinvasive Operationstechniken ermöglichen heute selbst das Auswechseln von Herzklappen ohne einen einzigen Hautschnitt. Das Wissen wird immer größer und verdoppelt sich in immer kürzer werdenden Zeitabständen. Das Internet ermöglicht uns heute Zugriff auf zig Informationen in Sekundenschnelle und es gestattet auch, Expertinnen und Experten zu allen möglichen Fragestellungen hinzuzuziehen. So hat die Telemedizin große Fortschritte gemacht und stellt mancherorts sicher, dass fachärztliche Betreuung lückenlos vorhanden ist.

Trotzdem sollten sich Patientinnen und Patienten im Klaren sein über ihre Erwartungshaltung. Wir erleben es tagtäglich, dass Menschen ihrem Körper jahrzehntelang einen unglaublichen Schaden zugefügt haben – durchs Rauchen, durch Drogen, durch eine schlechte Ernährung, die zu massivem Übergewicht geführt hat, vor allem aber durch Alkohol. Diese Folgen kann man nicht rückgängig machen, sie sind oft irreversibel. Es gelingt selbst der modernsten Intensivmedizin nicht, diese Noxen ungeschehen zu machen, keine Chance. Wir können zwar manches Organ (kurzzeitig) unterstützen oder maschinell ersetzen, um – so hoffen wir – eine akute Verschlechterung der Organfunktionen zu überbrücken, bis der Körper sich erholt hat. Aber nur in seltenen Fällen schaffen wir es, Menschen bis zu einer Transplantation zu bringen. Vor diesem Hintergrund bewegt sich das Machbare der Intensivmedizin, darüber müssen sich Patienten im Klaren sein.

Es ist einfach nicht gerechtfertigt, jahrzehntelang seinem Körper zu schaden und dann zu sagen: „Hey, mir gehts schlecht, macht was draus! Macht mich wieder flott.“ Unser eigenes Tun oder Lassen hat Folgen. Wenn man jahrelang Schulden macht, muss man leider irgendwann die Konsequenzen zahlen und lebt im Alter sicher nicht im Wohlstand. Und wenn man jahrelang viel Alkohol trinkt und die Leber kaputt ist, hat das auf die Lebenserwartung Auswirkungen. Ein paar Jahre geht das Ganze gut, aber irgendwann kippt das Gefüge. Und wenn der Punkt überschritten ist und die Leber nicht mehr funktioniert, kann selbst die Intensivmedizin wenig ausrichten.

Ein ehrlicher Umgang damit, was man selbst dazu beigetragen hat, dass man nun in dieser gesundheitlich misslichen Lage steckt, hilft auf jeden Fall. Weiterhin sollte man sich meiner Meinung nach frühzeitig Gedanken darüber machen, ob man für sich selbst eine Organspende akzeptieren würde, wenn man sie benötigt. Dann gibt es meinerseits wenig Gründe, eine eigene Organspende im Falle eines Falles abzulehnen.

Ich möchte mit jeder Person freundlich und respektvoll umgehen und würde nie einem intensivpflichtigen Patienten die Leviten lesen. Es ist auch nicht unsere Aufgabe, dem Patienten zu sagen: „Selber schuld, das hast du nun davon.“ Als Intensivpersonal gehen wir gnädig und liebevoll mit den Patienten um, das ist höchstes Gebot. Gleichwohl kann man aber schon gelegentlich mit Patienten vorsichtig das Thema besprechen, inwieweit ihre Situation nun Folge ihrer jahrzehntelang getroffenen Entscheidungen ist.

Vor einigen Jahren behandelten wir einen Patienten mit einer alkoholbedingten Leberschädigung. Die eingeschränkte Leberfunktion führte den Patienten ins Koma, er entwickelte eine lebensbedrohliche Lungenentzündung und erhielt Antibiotika. Später kam ein Nierenversagen hinzu, er erhielt eine Dialyse. Dadurch, dass sich in der Speiseröhre Krampfadern entwickelt hatten, fing er an zu bluten. Nachts kam ein Team aus der Gastroenterologie von zu Hause angerückt, um per Endoskop die Blutung zu stillen. Der Patient erhielt dann zahlreiche Blutkonserven und Blutplättchen, die vorher viele, viele treue, anonyme Blutspender gespendet hatten.

Trotz all dieser Maßnahmen starb der Patient. Niemand war davon überrascht. Gegen Ende der Behandlung entwickelte sich ein Unbehagen im Team: „Die Chancen eines solchen Patienten stehen extrem schlecht, warum versenkt ihr da noch einen Kleinwagen an Kosten – von der Energie und Mühe ganz zu schweigen?"

Dieser Fall ereignete sich auf einer anderen Station, liegt schon viele Jahre zurück. Die Formulierung war sehr drastisch gewählt und kam so nicht wieder auf. Es war richtig, den Patienten zu behandeln. Dennoch wäre eine gesellschaftliche Debatte darüber sinnvoll, wie weit man eigentlich bei Patienten geht, die mit höchster Wahrscheinlichkeit sterben. Könnte hier eine Ethikvisite dabei helfen, eine gemeinsame, ethisch zu rechtfertigende Entscheidung im Sinne der Patienten zu treffen und auch gemeinsam zu verantworten? Oder übertragen wir unsere Hilflosigkeit in solchen Fällen nur auf mehrere Schultern? Wir haben mit Ethikberatungen sehr gute Erfahrungen gemacht. Wichtig hierbei ist zu beachten, dass nicht ein Team über Leben und Tod entscheidet, sondern die Therapieziele, die sich der Patient gewünscht hätte, herausarbeitet und dann gemeinsam mit dem Behandlungsteam überlegt, ob sie überhaupt zu erreichen sind. Das ist aber ein sehr sensibles Thema und nie darf der Verdacht aufkommen, dass man Therapien zurückhält, um Ressourcen zu schonen.

Maßgeblich entscheidend sind Patientenwünsche und Therapieziele und der medizinische Status quo. Und darüber beraten das Behandlungsteam, das aus Ärzteschaft, Pflege, Psychologin und Ethikteam besteht – und das ist auch gut so, denn es ist eine große Verantwortung.

Auch das Leben der Menschen, die ihrem Körper nicht durch Gifte geschadet haben, kommt irgendwann an ein Ende. Fälle, da sind die Patienten einfach insgesamt am Ende:

Wenn ein Hüftgelenk oder eine Herzklappe schlecht funktioniert, ist es oft durch den bloßen Ersatz eben dieses Körperteils nicht getan. Patienten haben meist ein sehr feines Gespür dafür, wenn sich ihr Leben unabhängig von dem nicht funktionierenden Körperteil dem Ende naht. In manchen Situationen werden sie dann standhaft bleiben müssen, wenn sie entschieden haben: „Ich will keine weitere OP." Das ist eine respektable Entscheidung. Nicht jeder Mensch will auf der Intensivstation sterben.

Wie weit darf man gehen?

Um wichtige Weichenstellungen vorzunehmen und zu vermeiden, dass man anders behandelt wird, als man es sich selbst wünscht, kann ein Patient wichtige Schritte unternehmen. Jeder, wirklich jeder, egal ob vorerkrankt oder kerngesund, sollte sich darüber im Klaren sein. Denn eins ist sicher: Das Leben endet mit dem Tod. Die Menschheit hat weiterhin eine Sterblichkeit von hundert Prozent, daran führt kein Weg vorbei. Wir müssen uns daher auch mit dem Ende unseres Lebens befassen, anderenfalls entscheiden andere darüber, wie wir von dieser Welt gehen. Und was genau an Anstrengungen unternommen werden soll, dies zu verhindern. Es steht ja schon in der Bibel, in Psalm 90,12, dass wir den Umstand, dass wir sterben werden, akzeptieren müssen: „Lehre uns bedenken, dass wir sterben müssen, auf dass wir klug werden."

Wenn wir das eigene Sterben akzeptieren, hilft uns das, im Leben kluge Entscheidungen zu treffen. Übrigens: Viele meinen ja, das Eingeständnis der Sterblichkeit beschleunige das eigene Ableben. Dass sich das aber in keiner Weise so verhält, kann ich von medizinischer Seite versichern.

Es braucht aber eben diese Akzeptanz, um sich zum Beispiel über folgende zwei wichtige Fragen Gedanken zu machen:

1. Wer soll im Falle eines Falles die erste anzusprechende Person sein, wenn ich nicht mehr in der Lage sein sollte, selbstständig zu entscheiden?

Mit dieser Person sollte man das ganze Szenario einmal besprechen und auf sie dann eine Vorsorgevollmacht ausstellen. Ein entsprechendes Formular findet sich beim Bundesministerium der Justiz.[16] Einfach ausdrucken, ausfüllen, unterschreiben, fertig. Dieses wird dann sicher verwahrt und bei Bedarf vorgelegt.

Das Gute ist: Bei einer Vorsorgevollmacht muss das Behandlungsteam im Falle eines Falles nicht rätseln. Verpasst ein Patient diese präventive Maßnahme, wird das Team eine Person vorschlagen. Häufig ist das diejenige Person, die als Erstes im Krankenhaus aufschlägt und einen empathischen sowie eloquenten Eindruck macht. Wir gehen meist davon aus, dass diese Person ein gutes Verhältnis zum Patienten hat, sicher wissen wir das aber nicht.

Gibt es aus unserer Sicht keine (geeignete) Person, wird beim Amtsgericht ein gesetzlicher Betreuer bestellt, der dies beruflich macht. In aller Regel treten diese Herrschaften nicht groß in Erscheinung, da sie die Patienten ja gar nicht kennen. Brauchen wir eine Unterschrift, geben sie uns die meistens, ohne viele Fragen zu stellen. Das muss nicht unbedingt schlecht für

16 Eine Broschüre des Bundesministeriums der Justiz informiert über die Grundzüge des Betreuungsrechts und Informationen zur Vorsorgevollmacht und den dazugehörigen Formularen: *https://www.bmj.de/SharedDocs/Publikationen/DE/Betreuungsrecht.html;jsessionid=AC5BDCC309AE2E24FABCDCE86286DC9B.1_cid289?nn=6425014#download=1*

den Patienten sein, aber dann entscheidet eben jemand, der den Patienten oder die Patientin noch nie getroffen oder gesprochen hat. Solange es aber keinen gesetzlichen Betreuer gibt, bewegen sich alle Behandelnden in einem gewissen Vakuum.

2. Welches Leben erachte ich als lebenswert?

Auch da wäre es gut, einem (Ehe-)Partner oder Vorsorgebevollmächtigten Hinweise zu geben. Ein Pflegefall will natürlich niemand werden. Aber wenn die Alternative ist, dass das Leben endet, wäre es dann akzeptabel, ein Pflegefall zu sein?

- Welches Leben stelle ich mir als lebenswert vor?
- Möchte ich in jedem Fall am Leben sein?
- Oder gibt es Zustände, in denen ich vorziehen würde, zu sterben?
    - Wenn ich nicht mehr mobil oder selbstständig bin?
    - Wenn ich nicht mehr Herr meiner Sinne bin?
    - Wenn ich nicht mehr kommunizieren kann?
    - Wenn ich keine Reize mehr wahrnehmen kann?

Was würde ich meinen Angehörigen als Handlungsmaxime mitgeben wollen? – Keine lebenserhaltenden Maßnahmen bei Ausweglosigkeit, immer nur hundert Prozent Vollgas leben wollen oder ein Mittelweg?

Das sind unangenehme Fragen und man kann nicht alle Eventualitäten durchspielen, aber spätestens, wenn schwere chronische Krankheiten einen ereilen, die eine Intensivpflichtigkeit möglich erscheinen lassen, sollte man sich diese Fragen stellen. Hier wird gelegentlich die Patientenverfügung als mögliches Instrument genannt, und nein, sie schadet nicht. Allerdings sind darin oft Bedingungen formuliert, die nur sehr selten eintreten:

Wenn es *keine* Chance auf Besserung gibt ... Wenn unumkehrbare Zustände eingetreten sind ... – Das tritt in der Medizin nicht häufig ein und dementsprechend sind diese Patientenverfügungen oft nicht hilfreich. Sie helfen allerdings manchmal abzuschätzen, ob der Patient die Maximaltherapie um jeden Preis will oder eigentlich lieber in Ruhe gelassen werden möchte. Das ist dann oft eine gute Grundlage für das Gespräch zwischen Arzt und Angehörigen.

c.) Einen Organspendeausweis besitzen

Vor einigen Jahren hatten wir einen Patienten, der gerade Vater geworden war und eine erfolgreiche Anwaltskanzlei führte. Er fiel beim Sport ohne jede Vorankündigung tot um. Bis der Notarzt eintraf, wurden leider von niemandem Wiederbelebungsmaßnahmen durchgeführt. Dieser konnte zwar einen Kreislauf wiederherstellen, allerdings war die Zeit der fehlenden Blutzirkulation zu lang gewesen. Das Gehirn des Mannes nahm großen Schaden und er hatte einen irreversiblen Hirnfunktionsausfall, der früher als Hirntod bezeichnet wurde. Die Frage, die nun die Ehefrau zu klären hatte, war, ob vor dem Abschalten der Geräte ihrem Mann Organe entnommen werden sollten, um anderen Menschen das Leben zu retten.

Kommen unabhängige Ärzte nach vielen Untersuchungen zu dem Schluss, dass ein irreversibler Hirnfunktionsausfall vorliegt, ist ein Patient nach deutschem Gesetz tot. Dann müssen zeitnah die Geräte abgeschaltet werden und das Herz hört auf zu schlagen. Ob die Organe mit ins Grab gehen, oder ob man der ein oder anderen Person, die auf der Warteliste steht, eine Chance auf ein neues Leben gibt, muss davor entschieden werden.

In dem Gespräch, das ich mit der Frau führte, ging es zunächst darum, ihr die furchtbare Nachricht über den Tod ihres Mannes zu überbringen. Die beiden waren Eltern geworden, und ihr wurde gewahr, dass das Kind nun als Halbwaise aufwachsen musste. Noch im selben Gespräch musste ich das Thema der Organspende ansprechen, was mir sehr schwerfiel. Sie besprach sich daraufhin kurz mit einem weiteren Angehörigen und tat das einzig Richtige: Sie beantwortete die Frage nicht nach ihrer eigenen Moralvorstellung, sondern aus der Sicht ihres Mannes: Hätte er es gewollt? – Ihre Antwort lautete: Ja. So konnte er mehreren Menschen das Leben retten.

Menschliche Organe sind komplexer gebaut, als dass wir irgendwelche Geräte hätten, die solch komplizierte Organe mal eben ersetzen könnten. Es bleibt oft nur die Transplantation, jedoch kommen viele Patienten nicht an die Reihe und versterben, ehe sie ein Spenderorgan erhalten. In Deutschland haben wir einen eklatanten Mangel an Organen und gleichzeitig eine lange Warteliste. Auf dieser Warteliste sterben leider auch viele, die für ihre Misere gar nichts können. Menschen beispielsweise, die aufgrund einer Autoimmunerkrankung ein Leberversagen entwickeln. Ich bin immer wieder überrascht, zuweilen auch enttäuscht darüber, wie wenige Menschen bereit sind, die Organe ihrer Angehörigen zu nutzen, um Leben zu retten. Natürlich ist das eine individuelle Entscheidung und selbstverständlich wird niemand gedrängt. Das ist ganz klar.

Wir allerdings kämpfen oft mit aller Energie und allem, was möglich ist, gegen den Tod eines Menschen, Tag und Nacht und mit allen verfügbaren Ressourcen. Oftmals hilft aber eben nur ein neues Organ. Und natürlich ist da dann auch Verzweiflung darüber, dass es so wenige Menschen gibt, die bereit sind, sich überhaupt mit der Frage zu befassen, ob sie bereit wären, ihre Organe im Falle eines irreversiblen Hirnausfalls – nach dem Tod, aber bevor das Herz aufhört zu schlagen – abzugeben.

Familienangehörige tun sich mit einer Antwort auf die Frage nach der Organspende oft sehr schwer. Eine Entscheidung in solch einer Situation zu treffen, ist für Angehörige furchtbar. Denn oft erleiden Menschen aus vollkommener Gesundheit eine Hirnblutung oder einen Unfall, was diese schrecklichen Folgen mit sich bringt. Für die Angehörigen ist die Antwort auf die Frage nach der Organspende immer eine sehr belastende Aufgabe. Sie müssen schließlich den plötzlichen Tod eines vorher möglicherweise gesunden Angehörigen verkraften und dann auch noch überlegen, was mit den Organen passieren soll und was sich der Patient gewünscht hätte. Und die Ärzteschaft scheint in diesem Moment nicht selten eine Art Schwarzen Peter auf der Hand zu haben. Leicht entsteht bei allen Beteiligten nämlich der Eindruck, sie seien nur hinter den Organen her und wollten den Angehörigen etwas einreden. Selbst Ärztinnen und Ärzte denken das hin und wieder über sich.

Daher sollte sich, meiner Meinung nach, jeder die Frage selbst stellen: Möchte ich, wenn ich hirntot bin, dass meine Organe entnommen werden und ich anderen Menschen damit das Leben retten? Oder wäre nicht allen enorm geholfen, wenn jeder volljährige Mensch in Deutschland einen Organspendeausweis tragen würde? Warum schicken wir ihn nicht jedem zum 18. Geburtstag zu? Dadurch würde die Wahrscheinlichkeit, hirntot zu werden, nicht größer. Das am 16. März 2020 beschlossene Gesetz zur „Stärkung der Entscheidungsbereitschaft bei der Organspende" hält meines Erachtens nicht ganz, was es verspricht. Beschlossen wurden hier leider nur ein neues Register, mehr Infomaterial, eine bessere Vergütung für Hausärzte bei Aufklärungsgesprächen und eine Anpassung des Erste-Hilfe-Unterrichts im Rahmen der Fahrschule.

Ich persönlich habe da meine Zweifel, dass den 9.100 Menschen[17], die sehnlichst auf ein Organ warten, damit geholfen ist. Wie gesagt, jeder kann sagen: „Nein, will ich nicht." Aber, dass wir mehr Verbindlichkeit schaffen bei dieser Frage, fände ich erstrebenswert.

Sie können sich einen Organspendeausweis übrigens kostenlos zuschicken lassen und einfach selbst ausfüllen.[18] Für diese Entscheidung möchte ich auch hier noch mal bekräftigen: Das Ausfüllen eines Organspendeausweises macht das Ableben nicht wahrscheinlicher! Auch da gibt es keine Studien, die das belegen würden. Was ich allerdings garantieren kann: Es entlastet alle Angehörigen, den Horror der Entscheidung durchmachen zu müssen, und die Intensivkräfte bei der Begleitung der oftmals langwierigen Entscheidungsfindung. Und eine klar getroffene Entscheidung schenkt einer dringend auf ein Spenderorgan wartenden Person vielleicht ein neues Leben.

---

17 Organspende-info.de: „Statistiken zur Organspende für Deutschland und Europa", *https://www.organspende-info.de/zahlen-und-fakten/statistiken.html*

18 Organspendeausweis online ausfüllen oder bestellen: *https://www.organspende-info.de/organspendeausweis-download-und-bestellen.html*

Was können wir alle tun? Alle sollten zupacken, nicht zusehen

Letztlich müssen wir als Gesellschaft und Einzelne mehr aufeinander achten und Verantwortung in Notfallsituationen übernehmen. Oftmals passiert das schon. Wir benötigen aber eine Kultur, in der die Menschen zupacken und nicht tatenlos zuschauen (und die Notsituation einer Person womöglich noch mit dem Handy aufzeichnen). Es passiert zu häufig, dass Patienten, die einen Kreislaufstillstand erleiden, nicht wiederbelebt werden …

In einer solchen Situation sind zwei Dinge wichtig: Wenn ein Patient nicht reagiert, sollte man die Herz-Druck-Massage durchführen, damit wird der Kreislauf ersetzt und das Gehirn zumindest etwas durchblutet. Wenn dies nämlich nicht geschieht, sind alle Maßnahmen, die später im Krankenhaus ergriffen werden, nutzlos. Ein abgestorbenes Gehirn kann nicht ersetzt werden.

Außerdem sollte man in solchen Situationen Ausschau nach einem Defibrillator (Elektroschocker) halten. Sie sind inzwischen an vielen öffentlichen Stätten wie S-Bahn-Stationen und Einkaufszentren zugänglich. Diese Geräte sind selbsterklärend, mit der Information zur Anwendung versehen und lebensrettend. Und es sollte ein Anliegen der Politik sein, sicherzustellen, dass diese überall dort verfügbar sind, wo viele Menschen zusammenkommen.

Wir sollten ferner darauf hinwirken, dass lebensrettende Maßnahmen in der Schule gelehrt werden. Das kann man innerhalb eines Tages beibringen und macht den Schülerinnen und Schülern auch Spaß. Hieran sollte die gesamte Gesellschaft ein ureigenes Interesse haben.

Zusammengefasst kann jede Person schon weit vor einem möglichen Intensivaufenthalt selbigen positiv beeinflussen, nämlich mit der Benennung eines Vorsorgebevollmächtigten, dem Ausfüllen eines Organspendeausweises und gegebenenfalls bei chronischer Erkrankung oder fortgeschrittenem Lebensalter auch einer Patientenverfügung. Dafür muss man etwas in sich gehen und über Dinge nachdenken, die man gern mal ein paar Wochen vor sich herschiebt. Keine Entscheidung zu fällen heißt aber lediglich, dass sie eventuell andere Menschen, die einen weniger kennen, fällen müssen. Mit diesen drei Maßnahmen ist uns auf der Intensivstation aber schon sehr geholfen.

2. Was Angehörige leisten können

Auch Angehörige, die in Kontakt mit der Intensivmedizin kommen, können einen wichtigen Beitrag leisten, dass ihren Liebsten eine gute, intensivmedizinische Behandlung zuteilwird. Denn Angehörige sind in vielerlei Hinsicht unsere ersten und engsten Verbündeten, wenn es darum geht, einen individuellen Plan für Intensivpatienten zu entwerfen. Sie sind von unschätzbarem Wert für uns und den jeweiligen Patienten, weil die große Mehrheit der Patienten nicht mit uns sprechen kann. Sei es, weil sie verwirrt sind oder im Koma liegen.

Angehörige helfen uns, die Geschichte eines Patienten zu verstehen. Wo kommt die Person her? Welchem Beruf ist sie nachgegangen? Wie hat sie gelebt? Was waren ihre Pläne für die Zukunft? Wie stand sie dem Tod gegenüber, und was dachte sie über „lebensverlängernde Maßnahmen"? Wer hat sie versorgt? – Viele Angehörige reagieren überrascht, wenn ich sie mit solchen oder ähnlich klingenden Fragen löchere. Sie fragen sich, was ich damit bezwecken will. Manche reagieren darauf misstrauisch, gelegentlich sogar verwirrt. Oftmals entdecke ich aber auch ein Leuchten in ihren Augen, das starke Zuneigung ausdrückt, wenn sie ins Schwärmen kommen über den Charakter des Patienten oder sich vereinzelt im Scherz über dessen Sturheit aufregen, dass er nie zum Arzt gehen wollte.

Am wichtigsten ist für mich die Information, wenn es um die Frage geht: Was hätte er oder sie denn gewollt? Leider äußern sich dazu nur sehr wenige detailliert, sodass es anschließend Hauptaufgabe des medizinischen Personals und der Angehörigen ist, gemeinsam fast schon detektivisch zu spekulieren und eine Interpretation zu erarbeiten, die mit den flapsigen Bemerkungen sowie Halb- und Nebensätzen, die der Patient beizeiten von sich gegeben hat, in Übereinstimmung zu bringen ist.

Wie läuft so ein Gespräch mit Angehörigen ab? – Zunächst erklären wir, welche Erkrankung dem Patienten gerade schwer zu schaffen macht, und was wir dagegen unternehmen. So richtig dämmert es den Angehörigen aber oftmals erst, wenn wir gemeinsam hingehen. Ich erkläre dann nach und nach alle Geräte, welche Aufgaben die Maschinen haben: „Dieses Gerät ersetzt seine Lungenfunktion, diese beiden Medikamente unterstützen seinen Kreislauf, diese Maschine ersetzt seine Nierenfunktion. Wenn man rein hypothetisch diese Kreislauf-, Lungen- und Nierenunterstützung wegnehmen würde, wäre er wahrscheinlich innerhalb von Minuten tot." Wenn ich große Zweifel habe, dass diese Form der Therapie im Sinne des Patienten wäre, frage ich auch manchmal: „Jetzt stellen Sie sich mal vor, er selbst würde sich nun so sehen. Was würde er da sagen? Würde er sagen: ‚Kämpft um mich mit allem, was es gibt, oder würde das Unbehagen hier überwiegen?' Würde er sagen, jawoll, ich will auch diese letzte Chance ergreifen? Hätte er um jeden Preis leben wollen oder war ihm die Gerätemedizin suspekt?" Natürlich folgt daraufhin keine sofortige Entscheidung, das wird alles behutsam gemacht, aber es hilft den Angehörigen manchmal, zu reflektieren, wie sehr dieser Patient nun von Geräten und Maschinen abhängig ist. Manch eine Ehefrau sagt dann: „Das hätte er nie gewollt." Andere sagen: „Er ist ein Kämpfer."

Angehörige können uns sehr hilfreiche Hinweise geben, um einen Plan zu entwickeln. Sie sind ein wichtiger Schlüssel zum Patienten. Sie geben uns die Informationen, die wir ansonsten niemals bekommen könnten. Es ist aber auch okay, wenn die Angehörigen sagen: „Wissen Sie was? Darüber haben wir nie gesprochen, und ich weiß eigentlich nicht, was er will." Damit müssen wir als medizinisches Personal dann leben und mit dem Vorsorgebevollmächtigten so gut es geht dem (weitgehend unbekannten) Patientenwillen entsprechen.

Fragen, die es sich lohnt zu stellen

Wie kann man mit den eigenen Verwandten ins Gespräch kommen über Fragen, die zwangsläufig auch das Thema Sterben beinhalten? Viele haben Angst davor, sie tabuisieren es. Sie fürchten, in den Verdacht zu geraten, den Angehörigen zum Verzicht auf etwas zu überreden. Sie sehen daher aus Sorge vor Missverständnissen und Verletzungen von solchen Gesprächen ab und verpassen dabei eine unglaublich große Chance.

Wann sollte man solche Fragen stellen? – Je früher, desto besser, das ist klar. Sie sollten jedoch von Zeit zu Zeit immer wieder mal gestellt werden, um die ehemals gegebenen Antworten auf ihre Aktualität hin zu überprüfen. Gerade wenn der Gesundheitszustand der betroffenen Person dauerhaft einen Abwärtstrend zeigt, sollte man diese Fragen neu besprechen.

Viele Angehörige haben Sorge, dabei als pietätlos angesehen zu werden („Wollen die jetzt an mein Erbe?"). Leicht fällt so ein Gespräch natürlich nicht, doch jeder Angehörige sollte sich bewusst machen, dass solche Klärungen vor allem im Interesse des Patienten erfolgen. Und die Fragen wiederkehrend zu thematisieren, dient ja dem Patienten und schützt die Angehörigen. Ich erlebe oft die große, schwere Last, die Angehörige mit sich herumschleppen, wenn sie selbst Antworten auf diese Fragen geben müssen. Das hätte man ihnen ersparen können – durch ein ernstes Gespräch, durch einen ruhigen Dialog. Jede Familie macht sich doch Gedanken darüber, was eines Tages mal mit dem Haus der Familie passieren soll, wenn das besitzende Familienmitglied stirbt. Aber was vorher mit dem eigenen Körper passieren soll, darf man oder kann man nicht ansprechen? Ein schlechtes Verhältnis, wie ich finde.

Idealerweise sollte eine Vorsorgevollmacht unterschrieben werden, bevor der Patient nicht mehr selbstständig entscheiden kann. Hat der Patient es versäumt, Vorsorgebevollmächtigte zu benennen, sollten sich die Angehörigen untereinander abstimmen und ein bis zwei Personen festlegen, die den Dialog mit der Ärzteschaft führen. Besuchen dürfen den Patienten alle, den Dialog über seine Behandlung sollten aber nur wenige führen.

Streitigkeiten beilegen

Leider erleben wir auf der Intensivstation immer wieder Streitigkeiten unter den Angehörigen. Gerade wenn Trennungen erfolgt sind, ist die Angehörigensituation oft komplex. Der eine will nicht mit dem anderen reden, weil es Verletzungen gab. Die eine Fraktion sagt, die andere dürfe keine Auskunft erhalten und umgekehrt.

Streitigkeiten am Krankenbett fortzusetzen, ist immer eine schlechte Idee. Eventuell hat der Patient sogar festgelegt, wer Auskunft bekommen darf und wer nicht.

Ich nutze Vorkommnisse, in denen offener Streit in der Familie zutage tritt, immer, um für Versöhnung zu werben. Da der Patient lebensgefährlich erkrankt ist, ist für alle eine furchtbare Situation eingetreten. Aber vielleicht kann es in dieser schrecklichen Lage auch etwas Gutes geben, nämlich dass sich Angehörige in seinem Interesse wieder vertragen, aufeinander zugehen und miteinander reden. Die Verletzungen sind da, aber nun geht es darum, im Interesse des Patienten das alles hinter sich zu lassen. Denn eines ist sicher: Streitigkeiten fortzusetzen schadet Patienten. Wenn sie aber beigelegt werden könnten, hätte diese schlimme Situation tatsächlich noch ihr Gutes. Zugegeben, das klappt leider selten, ich versuche es trotzdem jedes Mal.

Bei der Überlegung „Was hätte er bzw. sie gewollt?“ ist es wichtig, dass die Angehörigen sich Gedanken machen, was die Person entschieden hätte. Ich erlebe allzu oft, dass die Angehörigen dann einen Plan für sich selbst erarbeiten oder eigene Interessen in den Vordergrund stellen. Andere betrachten es als ihre Pflicht, als guter Angehöriger mit aller Macht eine Maximaltherapie durchzusetzen. Sie fragen nicht, was sinnvoll ist, sondern formulieren die Frage um in die Frage: Soll dieser Patient überleben, ja oder nein? Diese Frage hat aber nie einer gestellt.

Auf unserer Station lag vor etlichen Jahren eine Patientin, die einen Herz-Kreislaufstillstand erlitten hatte. Diesen konnten wir gut behandeln, sie erhielt zunächst während des Herz-Kreislaufstillstands eine ECMO, die sowohl Herz und Lunge ersetzte, danach konnte durch die Kardiologen das Herz wieder durchblutet werden. Wenig später fing ihr Herz wieder an zu schlagen und die ECMO konnte nach einigen Tagen entfernt werden. Auch vom Nierenversagen erholte sie sich nach einigen Wochen. Es stellte sich jedoch heraus, dass das Gehirn der Patientin erheblichen Schaden genommen hatte, der sich nach menschlichem Ermessen nicht wiederherstellen ließe.

Es ist üblich, schon am ersten Tag mit den Angehörigen zu sprechen, was die Patientin in einem solchen Fall gewollt hätte. Uns wurde mitgeteilt, dass eine Abhängigkeit von der Pflege niemals im Sinne der Patientin gewesen wäre. Sie hätte immer ein selbstbestimmtes Leben geführt und habe sich über ihre Unabhängigkeit definiert. Es sei ihr stets ein Dorn im Auge gewesen, auf andere angewiesen zu sein.

Nun stand einige Wochen nach ihrer Einlieferung leider fest, dass diese Patientin nach menschlichem Ermessen nicht mehr wach werden würde und weder kommunizieren noch auf äußere Reize reagieren könnte. Ein Angehöriger der Patientin wurde daraufhin als Betreuer eingesetzt und übernahm die Kommunikation mit uns. Dann zeigte sich aber schnell, dass er seine Aufgabe darin sah, um jeden Preis für Maximaltherapie einzutreten.

Die Folge: Die Traurigkeit über den drohenden Verlust der Angehörigen wich einem lebhaften Aktionismus. Es wurden Rechtsanwälte eingesetzt, die sich für die Therapie weiterer Komplikationen sowie Einleitung von Rehamaßnahmen einsetzen sollten. Das Ganze war für uns sehr belastend, weil wir wussten, dass dies nicht im Sinne der Patientin war.

Wir besprachen den Fall mehrfach interprofessionell. Alle waren sich einig, dass dies einer der schwersten Fälle war, die man sich so vorstellen kann. Wir setzten alles daran – trotz aller Bedenken und Vorbehalte gegen den gesetzlichen Betreuer –, ein gutes Verhältnis und eine gute Gesprächsbasis beizubehalten. Wir einigten uns schließlich mit ihm, und ich glaube, wir sind in Frieden auseinandergegangen.

Die Patientin ging in eine Reha. Der Rehabilitationseinrichtung gegenüber spielten wir mit offenen Karten. Es ging dabei vor allem darum, der Familie und dem gesetzlichen Betreuer die nötige Zeit einzuräumen, um zu verstehen, dass es kein Happy End geben würde. Das Ganze war aber ein Beispiel dafür, wie Angehörige es nicht machen sollten.

Wir hatten über die Jahre einiger solcher Fälle. Zum Glück sind sie selten. So ein Verhalten eines gesetzlichen Betreuers hilft niemandem. Ich habe mir trotz allem angewöhnt, dies als Ausdruck großer Zuneigung seitens ihrer Angehörigen zu werten und versuche trotzdem, immer eine friedliche und einvernehmliche Lösung zu finden.

Angehörige sollten dem Behandlungsteam vertrauen. Das sind die Expertinnen und Experten, die machen das Tag für Tag. Es ist okay, in den Gesprächen Fragen zu stellen, um möglichst vieles zu verstehen. Aber es ist nicht sinnvoll, sich in alle medizinischen Details einzuarbeiten, zu recherchieren und hinterher dem Arzt zu erklären, was nun genau passieren muss. Wenn es keine Vertrauensbasis gibt, wird's echt schwierig.

Das gilt insbesondere dann, wenn sich in der Familie medizinisches Fachpersonal befindet. Angehörige, die Ärzte oder Pfleger sind, können manche Dinge besser einordnen oder verstehen, das kann von Vorteil sein. Oftmals erlebe ich aber das Gegenteil, dass mit unvollständigen Informationen nun uns erklärt wird, was besser laufen müsste. Sie können aber selbst mit einem medizinischen Hintergrund aller Wahrscheinlichkeit nach nicht einen besseren Behandlungsplan entwerfen, denn sie hatten ja keinen Einblick in alle Details. Sie kennen nicht alle Laborwerte, Echobefunde und so weiter, die entscheidend sind, um die Therapie zu übernehmen. Diese Personen sollten sich meines Erachtens in dem Diskussionsprozess und vor allem mit der Kritik am Behandlungsteam zurückhalten. Sie sollten allenfalls Fragen stellen.

Zweitmeinungen einzuholen ist grundsätzlich okay. Natürlich hat man das Recht dazu, man muss aber auch wissen, dass dies eine erhebliche Mehrarbeit für das Team bedeutet und das Verhältnis zur Ärzteschaft nicht immer verbessert. Wenn man sich dazu entschließt, diesen berechtigten Schritt zu gehen, dann sollte man der zweiten Meinung aber auch trauen und nicht so lange Positionen einholen, bis man eine bekommt, die einem gefällt.

Es ist gesetzlich erlaubt, zweite Meinungen einzuholen, und ich habe auch schon viele Situationen erlebt, in denen das keine veränderte Therapie bedeutet hat. Das mag aber auch daran liegen, dass bei uns als Maximalversorger alle Therapien verfügbar sind. Auch habe ich es nur selten erlebt, dass Anwälte während der Behandlung eingeschaltet worden sind, um die Therapie zu beeinflussen. Nach meinem Eindruck hat das nicht zu einer Verbesserung der Versorgung geführt. Daher würde ich hiervon eher abraten. Wenn man kein Vertrauen in die Ärztinnen und Ärzte hat, kann man sich für eine Verlegung in eine andere Klinik starkmachen. Allerdings muss man dabei bedenken, dass das nicht das Vertrauensverhältnis zum jetzigen Behandlungsteam stärkt. Und eine Verlegung ist immer eine Belastung und ein Risiko für den Patienten und eigentlich nur sinnvoll, wenn andere notwendige Diagnostik- bzw. Therapieverfahren in dem anderen Haus zur Verfügung stehen.

Zusammengefasst sind Angehörige eine unglaublich wertvolle Ressource für das Behandlungsteam und damit für einen Patienten auf der Intensivstation. Sie wirken oft enorm aktivierend und motivierend auf den jeweiligen Patienten und geben uns wichtige Hinweise darauf, was er sich gewünscht hätte.

Und wenn sie sich dem Ziel unterordnen, die Behandlung auf den Patienten auszurichten, nämlich auf seine medizinische Situation und seine Wünsche, sind sie eine große Unterstützung, die in dieser Wertigkeit seinesgleichen sucht. Es war daher beispielsweise auch richtig, während der Hochphase der Pandemie – soweit rechtlich zulässig – Besucher auf der Station zu erlauben.

3. Neue Bedingungen für Intensivstationen

Auf die Geschäftsführungen, Verwaltungen der Krankenhäuser und auf die Politik wird bei der Neuausrichtung der Intensivmedizin vieles ankommen. Sie entscheiden am Ende, wie viel und wofür Geld ausgegeben wird. Und damit haben sie einen großen Einfluss darauf, wie die Intensivmedizin geprägt und aufgestellt sein wird.

Zwei Dinge gibt es aber auch für Beschäftigte in der Intensivmedizin sowie Geschäftsführungen der Krankenhäuser zu bedenken: Intensivkräfte sollten stets sorgsam und verantwortungsvoll umgehen mit dem zur Verfügung gestellten Geld und Material, es können nicht Unmengen an Geld verpulvert werden. Jeder investierte Euro kann nur einmal ausgegeben werden, und daher muss gut überlegt werden, was gefordert wird und in welche Investitionen Gelder sinnvoll fließen.

Genauso muss auch jeder Geschäftsführung klar sein: Die Intensivmedizin ist keine Gelddruckmaschine. Ihre Therapien und Maßnahmen für die Patienten werden an mancher Stelle von den Kassen gut vergütet, aber intensivmedizinische Leistungen sollten nicht als Instrument begriffen werden, um andere Bereiche zu finanzieren. Profitorientiertheit in der Medizin ist einfach ein Problem. Man könnte das Ganze ja vielleicht mal weiter denken … Geld, das in der Intensivmedizin eingenommen wird, sollte auch dort ausgegeben und investiert werden.

Intensivstationen gehören zur allgemeinen Daseinsvorsorge wie Feuerwehr und Polizei. Wenn wir aber versuchen, diese zu effizienten Versorgungsmaschinen zu machen, werden wir noch mehr als jetzt Menschen verlieren, die den Job aus Begeisterung und aus Leidenschaft am Helfen, an der Medizin machen. Eine Vision für die Intensiv- und Notfallmedizin der nächsten zwanzig Jahre kann daher nicht, so meine Einschätzung, von der Wirtschaft, von Unternehmensberatern oder von Finanzexperten kommen, sondern sie muss aus der Intensivmedizin selbst kommen.

Natürlich stehen Zukunftsmaßnahmen auch vor dem Problem, dass die Ressource Geld nicht unendlich ist. Aber mittlerweile stellt selbst die Politik fest: Es braucht angesichts von Fehlern in der Vergangenheit milliardenschwere Investitionspakete, um eine Wende einzuläuten. Es ist nur bedauerlich, dass Gelder meist erst dann bewilligt werden, wenn eine verschärfte Krise eingetreten ist. Diese haben wir im medizinischen Bereich beim Wechsel von der Pandemie in die Epidemie bereits hinter uns. Umso mehr beschäftigt die Ärzteschaft und Pflege, was nun endlich geschehen wird, um eine positive Vision zu entwickeln, wie wir Menschen intensivmedizinisch betreuen wollen. Finanzierungsvorbehalte gibt es genug, damit muss jetzt Schluss sein. Und Flickschusterei sowie gelegentliche Prämien sind nicht ausreichend. Die Intensivmedizin als Daseinsvorsorge ist zu wichtig, als dass sie schlecht ausgerüstet sein oder gar scheitern darf.

Das Fallpauschalensystem beispielsweise bedeutet ja vereinfacht nichts anderes, als dass pro behandeltem Fall ein Betrag X ausgezahlt wird. Mit diesem Betrag muss das Krankenhaus klarkommen und durch Kostenoptimierung mit anderen Krankenhäusern in Wettbewerb treten. Der ineffizienteste Anbieter ist existenzgefährdet. Dieser Kostendruck wird aber zu oft an die Mitarbeiterinnen und Mitarbeiter weitergegeben. Und Effizienz lässt sich auch nicht beliebig steigern. Mit der Forderung nach Effizienzsteigerung konfrontiert, hat ein Oberarzt, mit dem ich im Studium mal zusammenarbeiten durfte, gesagt: „Ja, am günstigsten wäre es, man würde gar keine Patienten behandeln, dann entstehen auch keine Kosten." Dieses System wird in seiner jetzigen Form sicher überdacht werden müssen, denn es legt alles auf den Konkurrenzkampf unter den Kliniken, die Effizienzsteigerung und das Anbieten profitabler Gesundheitsdienstleistungen aus.

Das Thema der Krankenhausfinanzierung ist komplex und überschreitet den Horizont dieses Buches. Es ist aber nicht die Aufgabe der Intensivmedizin, die Finanzierung zu klären. Wir sagen auch keinem Piloten, dass er sich für die neu anzuschaffenden Triebwerke mal eine Kostenkalkulation vorlegen lassen solle. Dafür haben wir Gesundheitsministerien und Parlamente. Wettbewerb im Gesundheitssystem ist möglicherweise kosteneffizient. Er hat aber einen Preis, und den zahlen im Zweifel die Mitarbeitenden und am Ende die Patientinnen und Patienten.

Den Kostendruck und das wirtschaftliche Risiko auf die Krankenhäuser zu übertragen, hat nicht gut funktioniert. Denn die geben es natürlich weiter an die Mitarbeiter. Damit wird das Denken geschürt: „Wir müssen mehr Patienten abfertigen, sonst gehen wir pleite!"

Ziel muss es sein, eine gute, individuelle Behandlung der Patienten zu ermöglichen und gleichzeitig Konditionen zu bieten, die es den Mitarbeitenden ermöglichen, längerfristig in dem Job zu arbeiten, ohne psychisch krank zu werden. Hier muss die Politik Wege aufzeigen, wie wir von dem Gedanken „Der Markt regelt das" wegkommen hin zu bedarfsorientierter Planung von Gesundheitsressourcen.

Kein „Weiter so!"

Auf Deutschland kommt ein absehbares Krisenszenario zu: Der Personalmangel wird durch den weiteren Weggang von Intensivpersonal weiter verschärft werden. Selbst ein Optimist wie ich muss damit rechnen, dass die Beschäftigten, die jetzt in Umfragen ganz klar äußern, dass sie sich etwas anderes suchen werden, ihre Ankündigung wahr machen werden. Das ist ein Jammer, und wir sollten unsere Bemühungen nicht aufgeben, sie umzustimmen. Aber wir müssen diese Möglichkeit, mit weniger Kräften dazustehen, erst einmal einkalkulieren.

Was wir aber benötigen, sind leistungsfähige Intensivstationen, auch wenn diese nicht immer hundert Prozent effizient unterwegs und ausgelastet sein müssen. Das bedeutet, dass wir – selbst wenn wir bald den Umschwung zu mehr Personal schaffen sollten – in den nächsten Monaten und Jahren erst mal mit weiterem Personalmangel werden rechnen müssen, bis eine Wende erfolgt ist und sich durchgesetzt hat. Ein „Weiter so!" kann und darf es meines Erachtens angesichts dieser Situation nicht mehr geben.

Konzentration der Intensivkräfte, Reduktion der Intensivstationen und geschickte Steuerung der Patienten

Nun kann man unterschiedlicher Meinung sein, wie man mit dieser noch schlechteren Personalsituation umgehen sollte. Ich habe große Zweifel, dass wir die Zahl der Intensivstationen in Deutschland konstant halten können. Meiner Meinung nach sollte ihre Anzahl überdacht werden. Es wird zu einer Konzentration des Personals kommen müssen und Intensivstationen mit ordentlichem Personaltableau müssen das Ergebnis sein. Wie kann das praktisch aussehen? – Hier vier Beispiele, wie ein gut strukturierter Umgang mit Hilfspersonal, Überwachungspatienten, komplexen Verfahren und Pflegeuntergrenzen Intensivstationen effizient entlasten könnte:

- *Hilfspersonal*, das am Patientenbett unterstützend arbeitet, sollte künftig bei der Verbesserung der intensivmedizinischen Versorgung eine größere Rolle spielen. Der sogenannte Qualitätsmix, bei dem Kräfte, die von der Normalstation kommen, erfahrene Intensivkräfte unterstützen, ist ein Schritt in die richtige Richtung. Daraus folgt aber auch: Intensivkräfte sollten wirklich nur noch mit intensivmedizinischen Tätigkeiten betraut werden.

- Noch mehr als zuvor sollte bei der Zuteilung von Patienten auf die Stationen zwischen *Intensiv- und Überwachungspatienten*, die keinen Bettenplatz auf einer High-End-Intensivstation benötigen, unterschieden werden.

Muss ein Patient nur auf Herzrhythmusstörungen hin überwacht werden? Trägt er eine Thoraxdrainage, die einer Überwachung bedarf? Hat er Verwirrtheitszustände oder eine Elektrolytstörung, die überwacht werden müssen?

In all diesen genannten Fällen sollten meines Erachtens „wertvolle“ Intensivbetten nicht mit Patienten belegt werden, die bloß einer Überwachung bedürfen. Selbstverständlich verdienen und bekommen die Patienten eine gute Behandlung, sie muss aber nicht in dem Bett erfolgen, wo auch eine ECMO angewandt werden könnte. Für solche Monitorüberwachungen können und sollten Normalstationen ausgerüstet werden, personell wie von den Geräten, damit die Patienten dort gut aufgehoben sind. Die Telemedizin wird hier möglicherweise unterstützend zumindest vorübergehend bei der Überwachung der Patienten eine Rolle spielen.

Intensivstationen könnten sich dann stärker auf die Versorgung Schwerstkranker konzentrieren und im Zweifel auch mal ein Bett für eben solche Patienten freihalten, bevor sie es mit Überwachungspatienten „blockieren".

- *Komplexe Verfahren* sollten den Intensivstationen überlassen bleiben, die ausreichend Patienten versorgen, um gut darin geübt zu sein. Ich möchte dies am Beispiel der ECMO-Therapie verdeutlichen. Die Outcome-Daten von ECMO-Patienten zeigen in Deutschland im Vergleich zu anderen Ländern ein deutlich schlechteres Verhältnis, was sicher multifaktoriell ist.[19] Einerseits liegt es daran, dass in Deutschland auch noch Patienten mit höherem Alter und Begleiterkrankungen mit ECMO behandelt wurden, während in Vergleichsländern nur die ganz Jungen eine ECMO bekommen haben.

Luisa, die vor mir bei Joko und Klaas in der Sendung gesprochen hat, ist so ein Beispiel. In dem Krankenhaus, in dem sie versorgt wurde, gab es nur eine einzige ECMO. Dass da keine 60-jährigen Patienten angeschlossen wurden, die per se schlechtere Chancen gehabt hätten als eine 21-jährige Frau ohne Vorerkrankungen, liegt auf der Hand. Offenkundig haben die spanischen Kollegen ihren Job gut gemacht, in ihre Hände gespielt hat aber sicher auch das junge Alter von Luisa.

Gerade differenzierte Verfahren wie die ECMO oder schwierige operative Verfahren wie die Leberchirurgie sollten Schwerpunktversorgern vorbehalten bleiben. Hier ist meines

---

19 National Library of Medicine: ECMO use in Germany: An analysis of 29,929 ECMO runs, 7.12.2021, *https://pubmed.ncbi.nlm.nih.gov/34874960/*

Erachtens der Staat gefordert, der im Sinne des Qualitätsmanagements kleinen Krankenhäusern hochkomplexe Verfahren, die nur mit einem hohen ärztlichen und pflegerischen Stellenschlüssel zu begleiten sind, im Zweifel verbieten kann. Diese personalintensiven Dinge sollten im Sinne des Patienteninteresses großen Häusern vorbehalten bleiben. Die gesetzlichen Grundlagen dafür muss der Staat schaffen.

Damit will ich nicht zum Ausdruck bringen, dass ich meine, in großen Krankenhäusern laufe immer alles besser, das ist beileibe nicht meine Position. Ich finde die Krankenhausdiversität, die wir in Deutschland haben, sehr gut, und sie war in der Pandemie ein Segen. So konnte man sich gegenseitig helfen, und das von der Anästhesie der Charité maßgeblich geprägte „SAVE-Berlin-Konzept", nach dem die Verteilung und Zuteilung der Patienten in Berlin und der Region unter Zuhilfenahme der Telemedizin erfolgte, war aus meiner Sicht der Schlüssel zum Erfolg in der ersten Welle. So konnten die Krankenhäuser gezielt ihre Stärken ausspielen und keines wurde überfordert.

Auch bin ich ein Anhänger davon, dass Menschen wohnortnah ein Krankenhaus zur Verfügung haben, wenn es denn personalmäßig möglich ist, dort die Mindeststandards zu halten. Allerdings kann es nicht sinnvoll sein, wenn kleine Krankenhäuser mit wenig Gesamtpersonal (ungeachtet des Schlüssels) beginnen, ECMO-Therapien anzubieten. Diese erscheinen zwar lukrativ und der ein oder andere Verwaltungsdirektor übt da eventuell Druck auf die ärztliche Leitung aus, solche Verfahren ins Portfolio mit aufzunehmen. Aber ich gebe zu bedenken: Die Anlage einer ECMO bei einem Patienten ist das eine, die Fallstricke, bei denen alle anfangs eine Lernkurve haben, ist das andere. Es kann zu massiven Blutungen oder Fehllage der Kanülen kommen, die chirurgische Eingriffe oder Angiografien notfallmäßig erforderlich machen. Diese müssen rund um die Uhr, also zeitnah angeboten werden können. Und es kann jederzeit zum Clotting, also zum plötzlichen Systemverschluss kommen, der frühzeitig erkannt werden sollte und innerhalb von Minuten behoben werden muss. Hierzu bedarf es mehrerer Ärzte (2 bis 4) und geschulter Pflegekräfte. Denn für einen solchen Systemwechsel muss die Maschine angehalten werden, was bei einem schweren Lungenversagen bedeutet, dass der Patient innerhalb von 30 Sekunden entsättigt. Seine Sauerstoffsättigung stürzt so rasant ab, dass er nicht selten nach Sekunden einen ganz langsamen Herzschlag bekommt und das Herz mitunter auch stehen bleibt, also einen Herz-Kreislaufstillstand bekommt. Diese Aktionen eines ECMO-Systemwechsels dürfen also nicht länger als eine Minute dauern, was einfach viel Erfahrung beim Oberarzt oder der Oberärztin erfordert.

Oberärzte, die diese Behandlung supervidieren, sollten selbst unbedingt mehr als 50, eher 100 solcher Verfahren angewandt haben. Wird dies nun in kleinen Kliniken angeboten, mit zwei bis fünf Behandlungen pro Jahr, ist ein Qualitätsverlust meines Erachtens unvermeidbar. Anders gesagt: Dass die 21-jährige Luisa damals in Spanien überlebt hat, ist der Leistungsbereitschaft der Ärzte zu verdanken, aber auch ihrem Schutzengel. Wie bei allen Dingen im Leben ist es auch bei komplexen intensivmedizinischen Verfahren so: Um richtig gut zu sein, muss man es häufig gemacht haben.

- *Pflegeuntergrenzen* oder besser „Nurse-to-Patient-Ratios" sind nun auch Bestandteil einiger Tarifverträge, und ich halte sie für richtig: Bei Verletzung des Personalschlüssels muss der Arbeitgeber Entschädigung zahlen. Inwieweit dieses Instrument das eigentliche Ziel erreicht, den Weggang von Personal zu stoppen, oder sogar zu Neueinstellungen führt, wird sich zeigen.

Fakt ist: Wir können nicht so weitermachen wie bisher. Das Argument „Die Patienten sind da, versorgt sie also" ist totgeritten. Das wird nur noch weiter den Druck auf Ärztinnen und Ärzte sowie Pflegekräfte erhöhen, sich etwas anderes zu suchen. Denn tatsächlich sind die Patienten da und müssen versorgt werden. Entscheidend ist aber die Verbesserung der Bedingungen.

Wir sollten uns darüber bewusst sein, dass die Entlastung von Intensivstationen eine absolute Mammutaufgabe ist und nicht schnell erledigt sein wird. Es wird viel Kreativität, Resilienz und Geduld erfordern, aber wir müssen diese Aufgabe gemeinsam anpacken und die Politik und Krankenhausverwaltungen nach Kräften unterstützen.

4. DIE AUFGABEN DER VERWALTUNGEN

Woran erkennt man eine gute Verwaltung? Ich würde sagen: Wie einen guten Schiedsrichter in einem Fußballspiel bemerkt man nicht, dass es sie gibt. Sie führt, leitet, agiert und entscheidet, wenn es drauf ankommt, im Hintergrund. Wenn die Dinge reibungslos funktionieren, das Intensivteam alles hat, was es zum Arbeiten braucht, dann hat die Geschäftsführung ihren Job gemacht. Ohne sie geht am Ende nichts.

Allerdings sollte es auch ihre Aufgabe sein, bei wegweisenden Entscheidungen und nicht nur dann, die Praktiker, die Anwender, die Frontliner, wie es im Englischen heißt, zu befragen und konsultieren. Einerseits weil es Sinn macht, diejenigen zu Wort kommen zu lassen, die Neuentwicklungen und Umgestaltungen später mit Leben füllen sollen. Und andererseits, weil es einer gesunden und aktiven Leiterschaft entspricht, die Mitarbeitenden bewusst wahrzunehmen.

Was oft zu besonders großer Frustration der Intensivkräfte – egal welcher Profession – führt, sind neue Vorschriften und zusätzliche Dokumentationsaufgaben, die die Abläufe erschweren oder uns einfach von der Arbeit abhalten.

Daher sollte jede zusätzliche Maßnahme oder Vorschrift des Gesetzgebers, der Krankenhausverwaltung, des Datenschutzes, des Facility Managements mit direkten Implikationen auf das

Intensivpersonal unter Vorbehalt gestellt werden: Macht dies das Leben der auf der Intensivstation tätigen Mitarbeitenden leichter oder schwieriger? Sie müssen auch gefragt werden, ob die neuen Regularien, Abläufe oder Dokumentationsvorschriften für sie so okay sind.

Wenn es die Arbeitsabläufe erschwert, muss für diese Vorschrift eine andere Regelung gefunden werden. Wir haben wirklich genug zu tun. Ich habe manchmal den Eindruck, dass es einen Wettbewerb gibt, wie man die Intensivmedizin verbessern kann, dies aber zu immer neuen Regularien, Dokumentationsvorschriften und anderen unerfreulichen Dingen führt. Das zermürbt ungemein.

Wir haben aktuell keinen Mangel an Hilfskräften, die nicht am Bett stehen. Sehr wohl aber an Pflegekräften und Ärztinnen und Ärzten. Die haben genug zu tun mit der Pflege und der Versorgung kritisch kranker Menschen. Wenn es weitere Optimierungsideen im Hinblick auf die Versorgung dieser Patienten gibt, so muss die Lösung, wie die Erledigung dieser Aufgaben denn erfolgen kann, so geschehen, ohne dass die bestehenden Aufgaben eingeschränkt und das noch vorhandene, am Bett arbeitende Personal zusätzlich belastet werden.

Man muss sich die Situation der Intensivkräfte so vorstellen wie jemanden, der seinen Lebensmitteleinkauf für zwei Wochen in beiden Händen haltend, also ohne Einkaufswagen, tragen will. Wenn da nur eine Packung Schokobonbons hinzukommt, verliert dieser Mensch alles, inklusive der Fassung. So ist an manchen Stellen ab und zu die Stimmung – wirklich schlecht –, wenn man hört, was nun wieder umgesetzt werden soll.

All diese neuen Maßnahmen haben sicher ihren Grund und sind gut gemeint. Aber wenn es den Intensivkräften nicht nützt, sind sie so nicht umsetzbar.

Ebenso sollte man Intensivkräfte fragen, wenn es um das Neuanschaffen von Geräten geht. Leider höre ich immer wieder von erfahrenen Pflegekräften oder Intensivmedizinerinnen und -medizinern, dass sie vor der Anschaffung von kostspieliger Medizintechnik gar nicht konsultiert werden. Gut gemeint werden teure Geräte angeschafft, dann aber nicht genutzt, weil sie nie jemand haben wollte.

Ich habe es an anderer Stelle bereits gesagt und betone es hier noch mal: Menschen wollen nicht alles selbst entscheiden, sie wünschen sich ein starkes Vorangehen ihrer Führung. Unbedingt wollen sie aber bitte vorher gehört werden.

Bei Investitionen in die Zukunft geht es auch um Dinge, deren Mehrwert man nicht sofort messen kann. Maßnahmen oder Prozesse, die nicht in Heller und Pfennig umgerechnet werden können, trotzdem aber einen ungemeinen Zugewinn zum Beispiel an Qualität haben. Pflegekräfte für einen gewissen Stellenanteil freizustellen – für ein Projekt, das ihnen am Herzen liegt –, kann das ganz praktisch bedeuten. Wenn sich beispielsweise jemand um das Verbessern der Schockraumversorgung oder die Einführung einer Ethikvisite kümmern möchte. Selbst wenn vor Beginn das Ziel eines solchen Engagements noch nicht feststehen sollte, kann das Ja einer Verwaltung dazu von dem gesamten Personal als deutlich wertschätzendes Zeichen verstanden werden. Es signalisiert: Ihre Initiative liegt uns am Herzen, wir wollen, dass Themen wie diese bei uns vorangebracht werden. Wir unterstützen das als Krankenhaus.

Wertschätzung durch Arbeitsmittel

Wertschätzung zeigt sich auch darin, mit welchen Instrumenten wir Angestellte arbeiten lassen. Ein Starpianist beispielsweise, der von einer Konzerthalle engagiert ist, bekommt gewiss kein altes E-Piano aus dem Keller auf die Bühne gestellt, um das Publikum zu begeistern. Er erhält einen Steinway-Flügel.

Mit diesem Bild möchte ich verdeutlichen: Bei den Instrumenten, die wir medizinischen Fachkräften zur Verfügung stellen, muss besonders großer Wert auf die Auswahl gelegt werden. Denn hieran lesen viele Mitarbeitende ab, was sie dem Haus wert sind. (Das ist nicht nur im klinischen Bereich so.) Ich verstehe, dass viele Krankenhäuser unter großen wirtschaftlichen Zwängen stehen, und dass das Geld nicht locker sitzt. Ich verstehe auch, dass die Finanzierung nach investiven Mitteln funktioniert, und hier ist während der Pandemie eine Menge passiert. Das möchte ich an dieser Stelle ausdrücklich loben. Bei uns hat es an medizinischen Geräten eigentlich nie gefehlt. Ich weiß aber, dass es vor der Pandemie in vielen Häusern ein Dauerthema war, und meine Besuche auf mancher Intensivstation, wo es gelegentlich schwer war, ein funktionierendes Sonografiegerät zur ECMO-Anlage aufzutreiben, zeigen mir, dass es mancherorts eklatante Mängel gibt.

Oftmals geht es gar nicht darum, durch teure Anschaffungen die Gunst der Mitarbeitenden zu erwerben. Vielfach reicht es schon, die vorhandene Technik in Betrieb zu nehmen oder eben diesen sinnvoll zu strukturieren.

Ich bin beispielsweise dankbar, dass uns, als wir die Sonografie-Abteilung neu aufstellen wollten, personelle Unterstützung erhalten haben. Sie sortiert und ordnet alles ganz praktisch mit, aber das Ganze nach unserer Weisung. Wo was stehen muss, dass auf dem Sonogerät sterile Überzieher und Beißschutzeinrichtungen sind, die wir brauchen, um schnell die Untersuchungen durchzuführen – das legen wir fest, denn wir sind ja die Anwender. Investitionen in Assistenzkräfte sind gut investiertes Geld, wenn sie sinnvoll angeleitet werden.

Eine gute Leiterschaft in Sachen Verwaltung zeigt sich also zum Großteil darin, dass man den Leuten, die die Arbeit machen, ordentliche Bedingungen ermöglicht. Für uns wurde da eine Unterstützung organisiert und wir haben die perfekte Hilfe bekommen. Die Richtung stimmt also, trotzdem gibt es weiterhin eine Menge zu optimieren.

Auf allen Intensivstationen, die ich so kenne, sind beispielsweise regelmäßig die Labelprinter (hiermit kann man Etiketten für Blutprobenröhrchen drucken) eine Geduldsprobe. Sie scheinen eine sehr instabile Technik zu haben. An dem einen Tag behandelt man sie behutsam, dann fahren sie hoch und runter und richten den Kanal ein. Sie funktionieren. Am nächsten Tag wollen wir dann ein weiteres Etikett ausdrucken – und es müsste jetzt einfach schnell gehen, weil ein Patient blutet und wir wissen wollen, ob der ein paar Thrombozyten gebrauchen könnte –, da nimmt sich dieses Biest von Labelprinter eine Auszeit und würde wohl, wenn es sprechen könnte, dem gehetzten Arzt ins Gesicht sagen: „Die Kommunikation mit dem Software-Channel ist irgendwie nicht so, wie ich sie mir vorstelle. Von mir hast du erst mal keine Klebchen zu erwarten. Geh an einen anderen Rechner. Logge dich dort ein und fang von vorne an."

Ich habe es schon miterlebt: Da werden selbst die ausgeglichensten Menschen, von denen ich sonst noch nie eine Emotion erlebt habe, zur Furie und fragen, wo wir den Vorschlaghammer auf Station versteckt haben …

Doch halt! Gleich hinterher muss ich die Botschaft senden: Mit den Instrumenten bitte gut umgehen! Das stressige Arbeitsumfeld einer Intensivstation erlaubt es nicht, Sonogeräte, Bronchoskopietürme, Computer und sonst was nach kurzer Zeit zu schrotten. Das sind alles kostspielige Hightechgeräte, mit denen wir trotz aller Stimmungsschwankungen gut und verantwortungsvoll umgehen müssen.

Für Sie als Lesende mag das selbstverständlich klingen. Ist es auch bzw. sollte es sein. Aber Sie bekommen ja nicht mit, wie oft vergessen wird, so ein Sonogerät, das fortwährend ans Stromnetz gehört (selbst wenn es nicht benutzt wird, damit sich der Akku nicht entleert), bei allem Stress auf Station wieder einzustecken. Da kann ich das Unverständnis der Verwaltung gut verstehen, wenn das teure Gerät schon wieder im Eimer ist. Oder noch ein kostspieliges Beispiel: Wer bronchoskopiert (eine Sonde über den Mund in die Luftröhre zu den Bronchien einführt), muss unbedingt an den Beißschutz denken, sonst sind bald auf dem 10.000-Euro-Bronchoskop Beißspuren. Stress rechtfertigt nicht den sorglosen Umgang mit wertvollen High-End-Medizingeräten.

In Ausbildung investieren – ein attraktives Tätigkeitsfeld schaffen

Mit abgedroschenen Phrasen wollte ich nicht aufwarten, aber um diese komme ich leider nicht herum: Intensivmedizin bedeutet wie kaum ein zweites Fach lebenslanges Lernen. Und dazu sind auch alle Kräfte bereit. Das kostet zwar nicht nur Zeit, sondern auch Geld, aber es lohnt sich.

Gerade in den Pflegewissenschaften tut sich aktuell so viel, dass dieses neu generierte Wissen auch an Mitarbeitende gebracht werden muss: Ausbildung zu Palliativpflegekräften, Advanced Cardiac Life support (ACLS)-Kurse, Rotationen mit Dialysestationen und -praxen, Wundversorgung, Ethik, Schmerztherapie, Hygienefachkraft.

Jede engagierte Pflegekraft möchte weiterkommen und sich weiterentwickeln. Bei der attraktiven Gestaltung des Berufsbildes sollten wir zusätzlich mehr denn je über den Tellerrand hinaus schauen und dem Personal ermöglichen, Einblicke in andere Bereiche, z. B. die präklinische Notfallversorgung zu geben. Bislang ist es unglaublich schwierig bis unmöglich, einer Pflegekraft, die über zwanzig Jahre in der Intensivmedizin gearbeitet hat, zu eröffnen, auf dem Notarzteinsatzfahrzeug mitzufahren. Da gibt es so hohe Hürden und Bedenken, die wahrscheinlich alle gerechtfertigt sind. Aber die Sehnsucht, mal etwas anderes zu sehen, ist so groß, dass wir die Vorbehalte überwinden und Möglichkeiten schaffen sollten.

So etwas kann nämlich helfen, die Perspektive des anderen zu verstehen. Mancher Rettungssanitäter wurde ja schon in der Notaufnahme oder auf der Intensivstation zusammengefaltet, weil sich die Intensivpflegekraft die Versorgung des Patienten anders gewünscht hätte. Ich glaube, es tut gut, wenn wir mehr und mehr zur Kenntnis nehmen, dass wir in der Intensiv- und Notfallmedizin ein großes Team sind, das zusammenarbeitet für die beste Versorgung des Patienten. Und diese beginnt im Wohnzimmer des Patienten. Und wenn da eine Intensivpflegekraft mal reinschauen kann, gewinnt die ganze Kette der Versorgung hinzu. Ich kann nur sagen: Wir haben eine Pflegekraft, die parallel auch präklinisch arbeitet. Sie zählt zu unseren besten, weil sie diese präklinische Facette gut kennt. – Hier ist also, um das möglich zu machen, etwas Flexibilität bei der Feuerwehr, den Innenministerien und den Kliniken gefragt.

Pflegekräften, die bereit sind, nach der Pandemie weiterzumachen und den Job noch nicht an den Nagel zu hängen, sollten wir meines Erachtens auch entgegenkommen und flexible Entfaltungsmöglichkeiten einräumen. Es muss mehr Alternativen geben, als nur entweder/oder in der Intensivmedizin zu arbeiten. Auch Alternativen zum Studium sollten aufgezeigt werden, denn entscheidet sich eine Pflegekraft für das (Medizin-)Studium, ist ihr Weggang in einigen Jahren besiegelt. Es muss innerhalb des Jobs schlichtweg noch mehr als schon jetzt Möglichkeiten geben, von der Vollzeit-Intensivpflege wegzukommen, etwas dazuzulernen und die Tätigkeit interessanter zu gestalten. Die Versorgungsqualität wird darunter ganz sicher nicht leiden, wenn Leute sich fortbilden lassen.

Vielleicht könnte ja eine Vollzeitstelle bald so aussehen:

20 % Hygienefachpflegekraft + 80 % Intensivstation

oder

20 % Freistellung für die Etablierung einer regelmäßigen Palliativvisite + 80 % Intensivstation

oder

15 % Freistellung für die Optimierung des Schockraums + 85 % Intensivstation

Ich bin überzeugt: Wenn Pflegekräfte bereit sind, den anderen Teil der Arbeit auf Station am Patienten zu verrichten und dabei ihr Know-how und ihre neu erworbenen Kenntnisse einbringen, ist das ein riesiger Zugewinn für alle Beteiligten!

Ausbildungen für Ärzte

Die Ärztinnen und Ärzte müssen auch wieder in die Situation kommen, für die Assistenzärztinnen und -ärzte gutes Teaching machen zu können. Wir waren zu lange auch zum Teil schon vor der Pandemie eher im Survival Modus, was das anging. Wer schon mit der Versorgung von Notfallpatienten nicht mehr klarkommt, wer hat da noch Nerven, den Jüngeren etwas zu erklären? Die Ausbildung hat unter der Pandemie auch noch mal gelitten. Klar, sie konnten Erster-Hand-Erfahrungen auf Intensivstation sammeln, haben ECMO-Einbauaktionen und vieles mehr gesehen und erlebt. Dennoch gehört zu einer anständigen Ausbildung viel mehr als bloß die Möglichkeit, dass man den PJ-lern (Medizinstudierende im Praktischen Jahr) mal ein paar Herzrhythmusstörungen demonstriert, etwas über internistische Erkrankungen erzählt oder gemeinsam Urinproben mikroskopiert. Das, was vielen Ärztinnen und Ärzten unglaublich viel Spaß macht, woran wir Freude haben, nämlich unser Wissen an Wissenshungrige weiterzugeben, ist vielen (mir jedenfalls) manchmal zur Last geworden. Und das darf nicht sein, denn wenn wir die Neuen nicht mehr ausbilden, ja dann ist Qualitätsverlust doch vorprogrammiert.

Ich telefoniere oft mit meinem guten Freund, der in die USA ausgewandert ist, nun an einer Elite-Universität arbeitet und dort die Facharztausbildung gemacht hat. Er schwärmt immer davon, wie viel Zeit dort in die Lehre während des Studiums und auch ganz besonders auf Assistenzarztniveau investiert wird. Zum Teil wird man dort als Assistenzarzt von der Routinearbeit abgezogen, „weil es dort für ihn nichts zu lernen gebe". Er wird stattdessen zu interessanteren Fällen und manchmal sogar in den Feierabend geschickt und dort 1:1 betreut. Nicht nur das: Hinterher bewertet er anonym seinen Lehrer im Hinblick auf dessen Lehreinheit. Und wenn die Oberärzte schlecht performen, bekommen sie an den Elite-Unis richtig Probleme. Es ist dort alles so sehr auf die Lehr- und Lernkultur ausgerichtet, dass sie es manchmal vielleicht an der ein oder anderen Stelle übertreiben.

An den Elite-Unis – und daran sollten wir uns ja orientieren – ist es perfektioniert. Es wird dann teilweise in Kauf genommen, dass Oberärzte „langweilige, lästige" Routinearbeit machen müssen, damit die Studenten und Assistenzärzte eine Fortbildung hören oder ein Seminar besuchen. Hier handelt es sich aber wirklich um medizinische Routinearbeiten, das ganze nichtmedizinische Drumherum wird dort auf andere Berufsgruppen, die nicht direkt am Bett stehen, übertragen.

Ich schätze das deutsche System, aber davon sollten wir uns eine Scheibe abschneiden. Zwar bin ich dagegen, dass Studentinnen und Studenten und Assistenzärztinnen und -ärzte eine allzu große Anspruchshaltung an den Tag legen und sagen „Das hier ist unter meinem Niveau", aber sie sollten nicht mehr nur zu 80 bis 90 % den Laden am Laufen halten und zu 10 bis 20 % ausgebildet werden. In vielen Kliniken hält diese Berufsgruppe den Laden gerade noch beisammen, schreibt Arztbriefe im Akkord, nimmt Blut ab und geht über die Leistungsgrenze. 50 % „Brot-und-Butter-Geschäft" und 50 % Lehre sollten wir anstreben.

Die Assistenzärzte lernen heutzutage viel zu viel durch passives Aufsaugen – sprich: Sie schauen sich eher etwas vom älteren Kollegen oder der Oberärztin ab, als dass sie aktiv ausgebildet werden. Das sollte so nicht bleiben. Wir brauchen hierfür mehr personelle Freiräume, denn die Lehre hat allzu sehr gelitten in letzter Zeit.

Dafür braucht es halt Zeit und fest strukturierte Ausbildungsprogramme und -curricula, die von den Kliniken vorgelegt und am Ende von den Assistenzärzten verbindlich evaluiert werden müssen. Das Ganze wäre aber wieder ein Riesenkraftakt, zu dem aktuell nach der Pandemie kaum eine Klinik in der Lage sein wird. Das Thema muss daher unbedingt auf die Agenda.

Neben der klinikinternen Ausbildung gibt es aber zahlreiche Fortbildungen, auf die es angehende Intensivmediziner zu schicken lohnt, beispielsweise …

Echokardiografie und Ultraschall-Kurse – Der wichtigste Skill für jeden, der auf einer Intensivstation arbeiten will.

Antibiotic Stewardship – Der Einsatz von Antibiotika auf Intensivstationen wird aufgrund von immer resistenteren Keimen mehr und mehr zur Herausforderung. Auf solchen Kursen kann man lernen, wie Antibiotika gezielt eingesetzt werden.

ECMO-Workshops – Es gibt inzwischen fantastische Workshops, auf denen die ECMO-Anlage trainiert werden kann.

Kongresse – Auf wissenschaftlichen Kongressen werden die neuesten Entwicklungen vorgestellt und diskutiert. Man kann Kontakte knüpfen und viele Teilnehmer kommen sehr inspiriert zurück.

Präklinische Ausbildung – In Notarzt- und Trauma-Kursen können die Skills, die man auf dem Notarztwagen benötigt, trainiert werden.

All diese Kurse kosten viel Geld. Wenn aber Entscheidungsträger etwas für die Stimmung und die Wahrscheinlichkeit, Mitarbeiter langfristig halten zu können, tun wollen, dann sollten sie ein festes Budget für Fortbildungen einplanen und den Stationsleitungen diesbezüglich Entscheidungsfreiheit geben. Aber Arbeitgeber, die nicht bereit sind, für solche Kurse zu zahlen, werden am Ende Bewerber und Mitarbeiter haben, denen Fortbildungen nicht wichtig sind. Will man die?

Durch die Pandemie-assoziiert neu angebotenen Hybridworkshops und die Digitalisierung sind Fortbildungen nun auch deutlich leichter und ohne Reisekosten machbar. In einer perfekten Welt wäre es wahrscheinlich möglich, hierfür immer freizubekommen, aber das Intensivpersonal sollte in der jetzigen Situation gelegentlich noch mehr als ohnehin schon auch in diesem Aspekt die eigene Flexibilität unter Beweis stellen und vor einem Spätdienst mal diesen oder jenen Kurs machen.

Mitarbeitende in der Intensivmedizin sollten sich am besten selbst fragen, welche Voraussetzungen erfüllt sein müssen, damit sie sich vorstellen können, den Job noch mal fünf Jahre zu machen. Fort- und Weiterbildungen sind da wichtiger denn je. Sie sind zwar teuer und reduzieren vielleicht auch zunächst die Zahl der Köpfe auf Station, die für die Besetzung der Dienste infrage kommt, aber die Wahrscheinlichkeit, dass das gesamte Haus sowie die einzelnen Stationen davon profitieren werden, ist enorm.

Intensivmedizin im Zeichen des digitalen Wandels

Die Medizin insgesamt, aber die Intensivmedizin in besonderer Weise ist ein ungewöhnlich dynamischer Bereich. Vor allem steht da natürlich die Digitalisierung im Vordergrund. Computertechnik nimmt uns mehr und mehr Arbeit ab, und das ist gut so. Medikamente können automatisch gegeben werden. Geräte können viele Dinge messen und Rückmeldung geben, wenn etwas aus dem Ruder läuft. Monitoranlagen können Herzrhythmusstörungen entdecken und automatisierte Defibrillatoren Schocks absetzen, ohne dass ein Arzt feststellen muss, dass ein schockbarer Rhythmus vorliegt.

Ich bin überzeugt, das ist alles erst der Anfang. Wer glaubt, dass wir bereits eine große Entwicklung erlebt haben, wird sich noch wundern, was in den nächsten zwanzig Jahren passieren wird. Man muss kein Prophet sein, um vorherzusagen: Vieles wird sich noch durch die Digitalisierung ändern. Geräte werden mehr miteinander kommunizieren und Therapien stärker dadurch beeinflusst werden.

Stichwort: *Künstliche Intelligenz.* Wir werden mehr denn je Hilfe bekommen durch klinische Entscheidungshilfen und andere Instrumente. Wenn die Digitalisierung in den Kinderschuhen ist, dann steckt die künstliche Intelligenz allenfalls in den Windeln. Hier werden noch viel mehr Daten kontinuierlich gesammelt, Muster erkannt und Therapieänderungen vorgeschlagen werden, als wir es uns jetzt vorstellen können. Big Data, also der richtigen Zuordnung riesiger Datenmengen, wird noch eine ganz große Rolle zukommen. Allein bei der Beurteilung von Krebszellen unter dem Mikroskop oder Computertomografie-Bildern oder Hautbefunden wird die Bedeutung der Ärzte nachlassen, um es mal vorsichtig zu formulieren.

Stichwort: *Robotik*. Wer sich den beeindruckenden Video-Clip anschaut, wie der DaVinci-OP-Roboter aus einem winzigen Zettelchen Origami-Vögel faltet[20], der wird zustimmen, dass in dieser minimalinvasiven Operationstechnologie unglaubliches Potenzial steckt. DaVinci ist ein hochentwickeltes System zur computergestützten Operation. Es ermöglicht den Ärzten, schonend an Stellen zu operieren, die äußerst präzises Vorgehen erfordern. Der Clou: Der Arzt operiert nicht mehr selbst, sondern bedient einen Computer, der die Steuerungsbefehle an Operationsarme und eine Kamera weitergibt. Das ganze Handling ist viel präziser als die menschliche Hand. Es ist die höchste Stufe minimalinvasiver Chirurgie und wird weitere manuelle Fähigkeiten des Menschen beizeiten überholen; Ko-

20 YouTube: da Vinci Surgical System Folding Origami, 27.5.2015, *https://www.youtube.com/watch?v=eOAKX5oAVMg*

ronararterien werden hiermit wiedereröffnet, ECMO-Kanülen eingeführt und biliodigestive Anastomosen (also Verbindungen zwischen Gallengang und Darm) angelegt.

Stichwort: *Telemedizin*. Der Ärztemangel in manchen Regionen hat die Telemedizin ungemein befördert und zum Teil unverzichtbar gemacht. Telemedizin ermöglicht es, unter Einsatz audiovisueller Kommunikationstechnologien über räumliche Distanzen Verfahren wie Diagnostik, Konsultationen und medizinische Notfalldienste anzubieten. Ich bin immer wieder beeindruckt, wie unsere Kollegen der Anästhesie sich mithilfe eines Roboters ein unglaublich präzises Bild von Patienten machen, die kilometerweit entfernt in einem anderen Krankenhaus liegen. Telemedizin ist ein wichtiges Tool in Regionen mit Ärztemangel.

Vieles steckt in den Kinderschuhen, wird aber künftig eine rasante Entwicklung nehmen. Das macht manchen Angst, da Menschen nun mal nicht gerne von Maschinen behandelt werden wollen. Wir sind es gewohnt, von Menschen umsorgt zu werden, wir genießen es, ein menschliches Gegenüber zu haben, mit dem wir kommunizieren, weinen sowie lachen und dem wir Ängste und Sorgen schildern können.

Maschinen sind nicht empathisch, sie können keine ethischen Abwägungen vornehmen. Sie haben ihre Grenzen, und kein Mediziner, den ich kenne, mag einen von Technik dominierten Einfluss auf medizinische Entscheidungen. Trotzdem liegt in diesen Instrumenten und Entwicklungen ein unglaublich großes Potenzial. Sie werden helfen können, die jetzigen Probleme der Intensivmedizin zumindest zum Teil anzugehen und zu lösen. Zudem haben sie einige unschlagbare Vorteile: Maschinen brauchen keine Pausen. Sie machen keine durch Konzentrations- und Schlafmangel bedingten Fehler. Sie können sich viele Dinge merken und auf unglaublich große Daten- und Informationsmengen zurückgreifen.

Dieser dynamische Prozess der Digitalisierung kann uns helfen, Probleme zu lösen, er kann aber auch – wenn's schiefläuft – zu absolut unerwünschten Fehlentwicklungen führen. Wir wollen keine menschenleere, herzlose, maschinen-, computer- und roboterdominierte Intensivmedizin. Wir brauchen all diese technischen Geräte aber als Hilfsmittel, um den Menschen und die Intensivmedizin zu unterstützen. Es wird Aufgabe sein, dies in einem guten Verhältnis sicherzustellen.

5. LEITBILD UND VORBILD

Ärztinnen und Ärzte haben in besonderem Maße Einfluss auf das Klima einer Station. Sie sind nicht die Einzigen, die Verantwortung tragen, doch haben ihre Entscheidungen und Handlungen Auswirkungen auf das Miteinander. Denn von ihren täglichen Entscheidungen hängt stark das Schaffen einer Atmosphäre ab.

Woran erkennt man, dass auf Station ein gutes Klima herrscht? – Es verhält sich damit wie mit der Luft zum Atmen. Ist sie ausreichend vorhanden, spürt man sie gar nicht. Aber wenn sie müffelt und mieft, wenn sie knapp wird, dann merkt man, dass an der Atmosphäre etwas nicht stimmt.

Ärztinnen und Ärzte prägen die Intensivstation schon deshalb, weil sie die medizinische Behandlungslinie vorgeben. Ihre Order hat Auswirkungen auf das gesamte Team. Wenn sie versuchen, ohne Rücksicht auf das Team noch das Letzte rauszuholen, ohne sich selbst kritisch zu hinterfragen, ob das jetzt noch nötig ist, dann hat das Auswirkungen – zunächst aufs Team und dann aufs Betriebsklima: die Übernahme eines Patienten, ein weiteres CT bei einem ohnehin sterbenden Patienten und dergleichen mehr …

Ich denke, Oberärzte oder Bettenmanager sollten wie die Vorstopper beim Fußball auftreten. Sie sollten unnötige Belastungen für die Station vom Team fern- und Druck selbst aushalten, sodass nicht alles, was vorne ankommt, „nach hinten" durchgegeben wird. Patienten, von denen man glaubt, dass sie von keiner Intensivstation profitieren, kann man sich auf der Normalstation anschauen, zusammen mit den Oberärzten und Angehörigen, und dort das weitere Prozedere festlegen und dies kritisch im Sinne des Patienten, aber auch im Sinne der Arbeitslast auf der eigenen Intensivstation hinterfragen. Das sind natürlich immer ganz enge Grenzen, in denen man sich da bewegt. Es lastet dann ein großer Druck auf einem selbst, das kann ich aus eigener Erfahrung sagen. Es sind aber auch die entscheidenden Momente, in denen Druck vom Team genommen werden kann.

Momente, die letztlich auch ganz im Sinne des Patienten sind. Wenn nämlich aus ärztlicher Sicht entschieden wird: Wir können hier auf Normalstation genauso viel für diesen Patienten erreichen wie auf der Intensiv – und vielleicht ist das am Ende für alle Beteiligten auch die angenehmere Variante.

Intensivmedizin als Kernkompetenz

Ich halte es für besonders wichtig, dass Intensivmedizin von Ärztinnen und Ärzten betrieben wird, die diese gerne machen. Es gibt ja Abteilungen, die betrachten Intensivstationen als Appendizes, als Aufbewahrungsorte für Patienten, die von einer bestimmten Prozedur profitiert haben, die sie besonders gut beherrschen. Mein Ansatz ist das nicht. Ich bin zwar Internist und Nephrologe, bin aber ganz sicher nicht der Auffassung, dass die nephrologische Intensivstation die einzig daseinsberechtigte Intensivstation (ich höre gerade das Aufatmen meiner kardiologischen Freunde) ist. Ich denke, jede Fachrichtung von Innerer Medizin, Anästhesie, Chirurgie und Neurologie sollte in der Lage sein, eine Intensivstation zu führen, wenn sie es denn mit Begeisterung tut.

Dementsprechend sollte die Intensivstation auch nicht automatisch von dem geleitet werden, der Prozeduren anbietet, sondern es sollte sich noch mehr eine eigene intensivmedizinische Expertise mit entsprechendem Hintergrund ausbilden. An erster Stelle steht, dass der verantwortliche Arzt, der die Entscheidungsgewalt auf der Intensivstation hat, Intensivmedizin mit all ihren Facetten als seine Leidenschaft ansieht. Er bringt dann den Sachverstand seines Fachgebiets ein und führt als Intensivmediziner im interdisziplinären Austausch die Station.

Natürlich wird es weiterhin Schwerpunkte einer jeden Station geben, die von der Expertise des Hauses abhängen und gespeist werden. Die Dinge sind aber einfach zu komplex, als dass man eine Intensivstation neben einem weiteren Geschäft wie OP, Herzkatheter, Dialysestation, Neurofunktionsdiagnostik oder Anästhesiesupervision im OP mal eben mitmachen könnte.

Noch mehr als bislang muss sich in Deutschland eine Fachrichtung herausbilden, die Intensivmedizin als ihr Kerngeschäft betrachtet. Wichtig ist sicher, dass die Leute dort vorher mal Anästhesie, Neurologie, Innere Medizin oder Chirurgie gemacht haben. Wer aber eine intensivmedizinische Karriere eingeschlagen hat und in leitender Position tätig sein will, sollte sich dann auch für die Intensivmedizin entscheiden. Ich jedenfalls könnte nicht *nebenbei* noch komplexe Chirurgie oder komplexe interventionelle Herzeingriffe machen, sonst fällt die Intensivmedizin hinten runter.

Gute Intensivmedizin kostet Zeit, Kraft und Energie. Wenn wir das nicht akzeptieren, dann werden wir weder den Intensivpatienten noch dem Intensivpersonal in irgendeiner Weise gerecht.

Auf den Intensivstationen brauchen wir ärztlicherseits Vollprofis, die sich wirklich während ihrer Schicht ganz überwiegend mit Wohl und Wehe der Intensivmedizin beschäftigen. Sie sollten dann auch gemeinsam mit dem Leitungsteam Pläne und Visionen für die Station entwickeln: Welches Projekt wollen wir voranbringen? Welche Kraft kann auf welche Fortbildung? – So etwas muss auf regelmäßigen Treffen besprochen werden.

Ärztinnen und Ärzte müssen dafür verstehen, dass sie mit mehr Macht und Einfluss ausgestattet sind, als sie es manchmal wahrhaben wollen. Manche Ärztin oder mancher Arzt sieht sich als Opfer des Systems, welches durch widrige Umstände der Möglichkeit beraubt wurde, Medizin so zu machen, wie sie oder er es gern machen würde.

Auch mir geht manches im Gesundheitssystem unglaublich auf den Zeiger, aber macht- und einflusslos sind wir ganz sicher nicht. Wenn wir das Telefon in die Hand nehmen und uns an entscheidender Stelle beschweren, so ist das nicht so leicht zu ignorieren. Hiervon sollte die Ärzteschaft auch gelegentlich Gebrauch machen. Ein Beispiel:

Ich betreute mal auf der Dialysestation einen betagten Patienten, der an einem fortgeschrittenen Tumorleiden litt und entsprechend gebrechlich war. Ich fragte mich, was ich tun könnte, um ihm etwas mehr Lebensqualität in den ihm verbleibenden Wochen verschaffen zu können. Ich fragte, ob ich ihm ein Einzelzimmer organisieren könne, was er ablehnte. Nach kurzer Pause meinte er: „Besonders anstrengend und belastend ist für mich der Weg zur Dialyse. Meine Tochter fährt mich jedes Mal bis zur Eingangstür, aber der Weg von dort zur Station fällt mir sehr schwer.“ Auf meine Frage, warum er nicht in einem Rollstuhl durch einen Krankentransport gebracht werde wie die meisten anderen Patienten auch, schüttelte er den Kopf und sagte: „Meine Kasse zahlt das nicht." Seine Tochter bestätigte, dass alle ihre Anrufe nichts gebracht hätten und er deshalb weiter den beschwerlichen Weg selber organisieren müsste. Also rief ich bei der Kasse an, gab mich wahrheitsgemäß als betreuender Arzt aus und fragte, was ich denn tun müsse, damit dieser langjährige Beitragszahler zu seinem Recht komme. Die Dame versuchte mich abzuwürgen, und es waren mehrere Anrufe und Gesprächsrunden nötig, bis man auf der anderen Seite der Leitung die Lage und meine Entschlossenheit, dieses Problem nun einmal zu lösen, richtig verstanden hatte.

Das Endergebnis war so, wie wir es uns wünschten: Die Kosten wurden nun übernommen. Woran es lag, dass dies nicht sofort bewilligt wurde, weiß ich nicht mehr. Wahrscheinlich war es keine böse Absicht oder ein Komplott gewesen, sondern wie so oft ein Missverständnis oder die mangelnde Bereitschaft, Probleme anderer Menschen nachzuvollziehen.

Es hat mich Kraft, Energie und vor allem Zeit gekostet, dass der Patient zu seinem Recht kam. Aber all das war es wert. Erst als die Tochter sich dreimal bei mir bedankte, fiel es mir selbst wie Schuppen von den Augen, als ich sagte: „Das war mit Abstand das Sinnvollste, was ich in den letzten Tagen gemacht habe."

Ich bin fest überzeugt: Als Ärzte können wir manchmal Gutes tun, ohne dass wir Medikamente ansetzen, Katheter in die Menschen einführen oder Skalpelle verwenden. Weniges fühlt sich so gut an, wie wenn wir unseren ärztlichen Einfluss nutzen, um den Patienten eine Sorge nehmen zu können. Das muss nicht mal ein medizinisches Problem sein.

Wir müssen uns dafür manchmal in eine Sache verbeißen, bei denen andere schon aufgegeben haben, weil ihre Lösung einfach zu viel Resilienz verlangte. Die meisten Probleme bestehen fort, weil ihre Lösung Energie und Zeit erfordert hätte, die kein anderer vor uns zu investieren bereit war.

Ärztinnen und Ärzte haben da manchmal den Vorteil, dass man sie nicht so einfach ignorieren kann. Wenn eine Ärztin sagt, das muss jetzt sein, dann muss das erst mal einer widerlegen. Wir sind nicht das kleine Zahnrad im System, sondern haben Einfluss wie kein zweiter Beruf im Gesundheitswesen. Und den sollten wir nutzen. Wer Dinge gestalten möchte, sollte bereit sein, seinen Einfluss geltend zu machen, um damit die Dinge zum Besseren zu wenden.

Verbesserte Arbeitsbedingungen

Vielfach geht es nicht um Geld, mehr Urlaub oder Prestige. Die Umstände, die in der Intensivmedizin mit die größte Frustration auslösen, sind die Bedingungen, unter denen man seinem Beruf nachgeht. Sie sind es, die dazu führen, dass Leute sich ein anderes, ruhigeres und besser organisiertes Arbeitsumfeld suchen. Hier geht es also eher um alltägliche Dinge wie Druckerpapier und Nebenbei-Abläufe. Ein Beispiel:

Wenn man beispielsweise schnell eine Bescheinigung ausstellen möchte, die eine Angehörige für die Krankenkasse braucht, denkt man sich: Okay, das ist schnell erledigt. Dann stellt man aber fest, dass am Rechner der Desktop so zugemüllt ist, dass man Word kaum finden kann. Schließlich hat man es doch gefunden, öffnet es und dann installiert es zunächst Updates, weil dies nie jemand getan hat. Während der Updates nimmt man zwischenzeitlich sechs Anrufe an und bleibt trotzdem nett. Als Nächstes will man dann den Zettel ausdrucken, der Drucker springt an. Yes! Endlich. Aber kurz danach folgt das warnende Piepen einer penetranten Fehlermeldung. Was denn noch? – Kein Papier. Man kramt die Schubladen durch, findet dort nichts außer Kleingeld, Gebrauchsanweisungen für Geräte, die seit Jahren nicht mehr eingesetzt werden, zwei abgebrochene Bleistifte, aber kein Kopierpapier. Ab in die Stationskanzeln.

Auf dem Weg dorthin begegnet man den Angehörigen, die erwartungsvoll auf das Schreiben warten und einen fragend anschauen, warum man immer noch keinen Zettel dabeihat.

Weiter unterwegs zum Pflegestützpunkt, wo möglicherweise Kopierpapier lagert, wird man von zwei Schwestern angesprochen, dass ein Tubus blubbert. Dies stellt einen Sachverhalt dar, den man nicht ignorieren darf, dem man sich dringend stellen muss. Aus der anderen Richtung nähert sich mir eine andere Pflegekraft, die mit einem weißen Zettel winkt, die eigentlich nur eine Blutgasanalyse darstellt. Auch keine gute Nachricht … Das Laktat ihres Patienten hat sich verdoppelt in den letzten zwei Stunden. Ein guter Arzt würde sich den Patienten nun anschauen und einen Plan machen, wie man die Trendwende schafft.

Ich halt‘s nicht mehr aus … Ich will nett sein, aber es kostet so viel Kraft und all meine Disziplin.

Das ist der Moment, in dem man kurz durchatmen, alles reflektieren und priorisieren muss. Sonst werde ich auf Dauer ein Fall für den Psychiater. Wenn es einen großen Konflikt gibt zwischen dem, weswegen ich mal Medizin studiert habe (dem Idealismus und Wunsch, Menschen zu helfen), und dem tatsächlichen Alltag, wo man gegen Windmühlen kämpft, die exponentiell wachsen – dann verhält es sich wie bei einer Hydra: Schlägt man ein Problem ab, wachsen zwei neue nach.

Man will es ja besser machen, also tief durchatmen. Priorisieren. Was ist jetzt in dieser Situation ganz dringend? Klar, wir schauen nach den beiden Patienten, drucken anschließend den Zettel aus und geben ihn mit einem Lächeln weiter. Danach nehme ich mir aber vor: Ich werde es angehen! Sobald meine Schicht endet, mache ich einen Plan, wie man die Strukturen auf dieser Station verbessern kann.

Es sind ja vor allem Kleinigkeiten, die einem das Leben zur Hölle machen. Etikettendrucker, die nicht drucken, PCs, die plötzlich nicht mehr wollen, und vieles mehr. Wenn man es aber einmal richtig anstellt und noch ein bisschen Energie investiert, könnte das Ergebnis für alle auf Station der Beginn einer neuen Epoche in Sachen Druckerpapier und Stationsordnung sein.

Lernen von Popeye

Was ist die Alternative? Sich über die Umstände, die schlechten Arbeitsbedingungen oder „die da oben" aufzuregen? Ich habe das die ersten Jahre meiner Karriere mitgemacht, bis mir auffiel: Derjenige, der am besten weiß, was hier gebraucht wird, was geändert werden muss, welche Abläufe schwachsinnig sind, bin doch ich. Bis dieses Problem jemand anders für mich löst, wird viel Zeit vergehen. Man kann den ganzen Tag wütend umherlaufen, mit Kollegen darüber lästern, wie schwer man es hat – oder man kümmert sich einfach selbst darum.

Das Problem ist ja nicht, dass uns jemand etwas Böses will. Niemand hat sich überlegt: Okay, was muss ich tun, damit die Ärzte es möglichst schwer haben, ihrem Job nachzugehen. Vielmehr ist das Problem, dass sich niemand – selbst nicht wir von der Ärzteschaft oder der Pflege – auch nur ansatzweise Gedanken darüber macht, wie genau wir arbeiten. Die Frage ist ja auch, wessen Aufgabe es ist, den Arbeitsalltag von Ärzten und Pflege zu gestalten und anzupassen. Ist es die Aufgabe von Geschäftsführern und BWLern? – Eher nein.

Wir vom medizinischen Personal sind es doch, die den Laden in- und auswendig kennen. Wir wissen, was schiefläuft, und sollten Prozesse und Strukturen hinterfragen und anpassen können. Es braucht Menschen, die sagen: Das hier ist überholt. Diese Besprechung, dieser Ablauf, diese Vorgabe – das hat vielleicht mal funktioniert, aber jetzt nicht mehr. Es passt nicht (mehr) in unsere Arbeitsrealität, es macht uns mehr Arbeit, als dass es irgendwem nützt. Daran weiter festzuhalten, ist reine Zeitverschwendung.

Wir brauchen Menschen, die sagen: Das hier sollten wir überdenken. Weg damit und noch mal von vorne. Das Wichtigste ist dabei: Wir dürfen nicht warten, bis jemand sagt: Hey, kümmere dich mal darum. Es braucht niemanden, der uns die Verantwortung oder Macht gibt, etwas zu verbessern.

Wir sollten uns vielmehr an der Zeichentrickfigur Popeye ein Beispiel nehmen: „That's all I can stands, I can't stands no more." Auf Deutsch: Ich halte es nicht mehr aus, ich geh das jetzt an.

Sich selbst mal wieder einen Ruck geben und den Laden neu sortieren … Wird man dabei Unterstützung erfahren? – Eher nein. Aber es geht auch mit Humor: Ich habe einmal auf der Station das Arbeitszimmer aufgeräumt, als nicht so viel los war. Die Pflegefachkräfte waren beeindruckt: „Was ist hier denn passiert?" – „Jo, aufgeräumt! Hab sogar beim Aufräumen vier Euro gefunden … Und wisst ihr was? Die werde ich behalten." Großes Gelächter.

Letztlich denken alle Menschen gern: Die Dinge müssen so bleiben, wie sie sind. Das ist quasi ein gegenseitiges Einvernehmen. Ich kann aber sagen: Von den Dingen, die ich abgeschafft und weggeworfen habe, hat kaum jemand etwas vermisst. Trotzdem sollte man sich beim Verändern auf einige Dinge gefasst machen:

- Es wird kompliziert und es bedarf einer weiteren Kraftanstrengung. Der Grund, warum es noch keiner angegangen ist, ist ja gerade der, dass es nicht ganz simpel ist und dass es einen selbst zunächst mehr Kraft kostet, als es Nutzen bringt. Aber es lohnt sich, Dinge anzugehen! Man muss sich nur einmal überlegen, was man gern geändert hätte.

- Wenn man zehn Dinge auf einmal verändert, vereinfacht, verbessert, werden sich Leute beschweren. Es wird gelegentlich Panik ausbrechen und Leute werden sagen: Was soll das? Warum macht er bzw. sie das? Wer hat das erlaubt? Das haben wir doch noch nie so gemacht. Wer hat ihm bzw. ihr das Recht dazu gegeben?

- Abperlen lassen und nicht provozieren lassen, hilft am besten. Und Zugeständnisse machen, etwa so: „Wir probieren das jetzt mal zwei Wochen aus, wenn wir feststellen, dass es nicht funktioniert, machen wir alles wieder rückgängig, so wie es vorher war." So ein Versprechen gibt allen Beteiligten viel Raum und Weite, Veränderungen anzugehen, und möglicher Protest ebbt dann schnell ab.

- Eventuell kriegt man auch mal von anderen Abteilungen etwas auf die Mütze. Es gibt Abteilungen, Bereiche und Mitarbeiter, die es als ihre Hauptaufgabe ansehen, Bedenken zu formulieren und an Vorschriften und Vorgaben zu erinnern. Alles gut und richtig, aber sie halten damit eben den nötigen Fortschritt gerne auf. Keine Panik, darauf muss man auch vorbereitet sein. Pragmatische Kompromisse sind oft schon ein großer Fortschritt. Wenn es plausible Gründe gibt, dass man mal zu weit gegangen ist, kann man Dinge auch wieder rückgängig machen. Das gehört dazu. Aber: Wenn man nie einen auf den Deckel bekommt, ist das eher ein Zeichen, dass man zu vorsichtig war.

6. DIE EXPERTISE DER PFLEGE

Von den Pflegefachkräften hängt besonders viel ab in nächster Zeit. Ihre Verdienste sind unbestritten und niemand könnte es ihnen übelnehmen, wenn sie sagen: Wisst ihr was? Wir suchen uns was anderes. Und für manch einen ist es vielleicht tatsächlich gut, zumindest eine Auszeit zu nehmen nach der Pandemie, nach dem Ausnahmezustand.

Alle anderen möchte ich bitten zu bleiben. Das Gesundheitssystem, die Intensivmedizin sind zu wichtig, als dass wir sie sich selbst überlassen könnten. Pflegefachkräfte halten den Laden am Laufen, und in den nächsten Jahren werden Strukturveränderungen kommen. Diese müssen gestaltet werden, und zwar von denjenigen, die den Laden kennen, die viel Erfahrung und Lust auf Neugestaltung haben. Es werden nicht sofort alle Probleme gelöst werden können, dafür sind sie zu groß. Aber wir stehen an einer Schwelle zu besseren Bedingungen und haben alle, ob Ärzteschaft oder Pflege, die Möglichkeit, diesen Prozess zu gestalten. Daran mitzuwirken, möchte ich alle Pflegekräfte einladen. Bringt euch ein in diesen wichtigen Veränderungs- und Modernisierungsprozess!

Die Pflege hat allerdings besonders viel einstecken müssen über die letzten Jahre, da hat sich auch durch die schreckliche Covid-Zeit noch mal zusätzlich manches aufgestaut. Und die, die noch geblieben sind, haben dies nur vermocht, weil sie sich einen dicken Panzer zugelegt haben. Diesen bekommt auch mal der ein oder andere Arzt zu spüren …

Bitte lasst uns aber gemeinsam an dem Projekt Intensiv- und Notfallmedizin arbeiten! Lasst uns bitte keine Front Ärzteschaft gegen Pflege aufmachen! „Die Ärzte" gibt es nicht und die Ärzteschaft ist kein Gegner. Wir sind gemeinsam Partner und daher sollten wir uns nicht zu sehr beharken. Konstruktive Diskussionen hingegen sind aber natürlich jederzeit erwünscht. Und oftmals bringen sie fruchtbare Prozesse in Gang.

Gute Initiativen können nicht allein aus der Leitungsebene kommen. Sie kommen oft aus der Mitte. Das ist überall so. Weil dort die Leute mit Leidenschaft sitzen, die einen direkten und ungeschönten Blick auf die Realität haben. Auf die Menschen, die am nächsten am Patienten sind, die Pflegerinnen und Pfleger, können wir daher am wenigsten verzichten.

Wir brauchen die Expertise und das Engagement der Pflege bei der Neugestaltung der Intensiv- und Notfallmedizin unbedingt. Ich bin kein Fan des Wortes ganzheitlich, weil es aus einer Ecke kommt, in der ich alles andere als zu Hause bin. Aber wir brauchen eine Intensivmedizin, die den *ganzen* Menschen, also neben seiner medizinischen auch seine häusliche Situation, seinen psychologischen Hintergrund, seine ethischen Überzeugungen und seine Vorstellung über die Zukunft sieht und in den Therapieplan mit einfließen lässt. Wie wichtig dieses ganzheitliche Wahrnehmen ist, hoffe ich im Buch verdeutlicht zu haben. Und keine Berufsgruppe hat so direkte Einblicke in den Patienten wie die Pflege.

7. HALTUNG BEWAHREN

Bleibt positiv! So lautet wahrscheinlich die wichtigste Forderung an alle, die im Gesundheitssystem arbeiten. Ich kenne selbst die Tage, an denen man verzweifeln will über das Missverhältnis von Arbeit und Aufgaben auf der einen und den eigenen Ressourcen auf der anderen Seite. Oder über eine schlechte oder nicht vorhandene Organisation. Da ist oft die Schwelle sehr niedrig zum Zynismus gegenüber anderen, was nicht selten mit einer negativen Ausstrahlung einhergeht.

Das passiert jedem einmal und manchmal kann so etwas auch befreiend wirken. Aber wir sollten alles daransetzen, dieser Versuchung zu widerstehen, in solchen Situationen alles und jeden schlecht zu machen. Denn das kostet manchmal mehr Kraft als die eigentliche Arbeit und oftmals auch Energie, eine gute Atmosphäre wiederherzustellen.

Positiv zu bleiben, lohnt sich! Mich inspiriert dazu ein Vers aus der Bibel, dem Buch der Sprüche: „Was ich dir jetzt rate, ist wichtiger als alles andere: Achte auf deine Gedanken, denn sie entscheiden über dein Leben!“ (4,23). Er drückt aus, dass die Art und Weise, wie wir denken und mit uns selbst reden, entscheidenden Einfluss darauf hat, was wir erreichen. Oder anders ausgedrückt: Wenn wir ständig alles schlechtreden, so wird das Einfluss auf die von uns erzielten Ergebnisse haben.

Und mittlerweile weiß ich aus eigener Erfahrung: Wenn es uns mittel- und langfristig nicht gelingt, positiv zu bleiben, und wenn wir drohen, über manche beklagenswerten Zustände zu verbittern, so ist das ein klares Zeichen, dass wir eine Pause brauchen. Denn wir dürfen uns da nichts vormachen: Positiv zu sein, kostet Energie.

Jemanden wie mich, der introvertiert ist, kostet es ohnehin schon Energie, mit anderen Leuten zusammen zu sein. Dann noch eine positive Ausstrahlung zu bewahren, kostet zusätzlich Energie. Vor allem fällt mir das extrem schwer nach einer schlaflosen Nacht. Dementsprechend ist das für mich ein Zeichen, dass mein Akku leer ist und aufgeladen werden muss. Durch Ruhe, Alleinsein, Schlaf.

Als Ärztinnen und Ärzte sowie Pflegekräfte haben wir eine harte Zeit hinter uns. Die Pandemie hat uns in allen Facetten enorm zugesetzt. Wir brauchen nun mehr denn je Barmherzigkeit und Gnade im Umgang miteinander. Wir müssen im klinischen Alltag mehr denn je empathisch reagieren und viel Verständnis für den anderen aufbringen (aber auch sonst überall).

Wenn jemandem die Zündschnur brennt und er oder sie überreagiert, liegt das vielleicht nicht unbedingt an dem Ärgernis auf Station, sondern an dem, was er oder sie vorher erlebt hat. Jeder hat auch abseits der Klinik, im Privatleben und speziell pandemiebedingt, sein Päckchen zu tragen: Kinder in Quarantäne, impfunwillige Familienmitglieder, pflegebedürftige Angehörige, stagnierende Partnersuche, Kinder, die einem Sorge bereiten, Stress mit den Nachbarn und, und, und.

All diese Dinge stehen den Menschen nicht auf der Stirn. Aber bei jeder „emotionalen Reizüberflutung“ versuche ich jetzt mehr denn je, erst mal zuzuhören und zunächst davon auszugehen, dass die eigentlichen Gründe nicht auf Station liegen, sondern dass die Situation einfach der Tropfen war, der das Fass zum Überlaufen gebracht hat. Dem anderen zuhören, ist wichtiger denn je, was wieder mal zeigt, wie sehr wir von dem psychologischen Support auf Station profitieren.

Seien wir also gnädig zueinander! Wir stehen alle unter Druck und gelegentlich gehen die Pferde mit uns durch. Das bedeutet, wir brauchen viel Geduld mit- und Liebe füreinander. Wenn wir mal übertreiben, sollten wir einander schnell vergeben und weitermachen.

Kritik üben sollten wir trotzdem. Wir sind die Kräfte, die wissen, wo der Schuh drückt. Doch Unzufriedenheit sollte ihren Platz und Ausdruck im Gespräch finden – mit den Leitenden und Verantwortlichen. Holt euch die Zustimmung, Dinge anzugehen, aktiv ein! Bildet Arbeitsgruppen! Geht Probleme aktiv an! Seid auf der Suche nach Leuten, die engagiert sind und Dinge mit nach vorne bringen wollen. Wenn man etwas erreichen will, braucht man unbedingt Verbündete. Mit Kreativität, Engagement und einer gewissen Portion Optimismus lässt sich eine Menge erreichen. Nur geht so etwas nicht in zwei Wochen. Resilienz werden wir brauchen, wie immer im Leben.

Doch wenn es bei euch kein Go gibt oder ihr von der Leitung gar systematisch behindert werdet, die Dinge zum Besseren zu wenden, so überlegt wirklich, ob das der richtige Arbeitsplatz ist. Wo Fortschritt und Engagement nicht unterstützt werden, würde ich nicht arbeiten wollen. Dafür sind mir meine Zeit und Energie zu schade und meine Ideen zu kostbar.

FAZIT

Die Pandemie hält uns weiter in Atem und macht eine Neuausrichtung, einen Neustart enorm schwierig. Es ist herausfordernd, sich über grundsätzliche Strukturen Gedanken zu machen und neue Akzente zu setzen, wenn anhaltend ein Krisenmodus besteht oder situationsbedingt zusätzliche Anspannung gegeben ist. Genauso wenig lässt sich auf stürmischer See ein beschädigtes Schiff reparieren. Trotzdem sollten wir noch während dieser Pandemie beginnen, Fragen zu stellen und Antworten zu suchen und zu finden.

Diese Pandemie war bis hierher einfach zu zermürbend, zu kraftraubend und zu schmerzhaft für uns, als dass wir nun zur Tagesordnung übergehen und weitermachen wie zuvor. Dies war eine Zäsur in der Intensivmedizin, und wenn wir die richtigen Antworten auf die aufgeworfenen Fragen geben, dann kann dies der Anfang einer neuen Intensivmedizin werden. Wichtige Fragen sind:

Wie wollen wir künftig Intensivmedizin machen?
Wie messen wir Erfolg in der Behandlung?
Können wir unbegrenzt Patienten behandeln?
Was bedeutet Qualität in der Intensivmedizin?
Wie ernst meinen wir es mit Pflegeuntergrenzen?

Welche Möglichkeiten der Digitalisierung, der künstlichen Intelligenz können helfen, die Probleme der Intensivmedizin zu lösen?

Muss jedes Krankenhaus große Intensivstationen betreiben, und wer entscheidet, welche Therapieverfahren dort dann angeboten werden müssen oder dürfen?

Wenn wir diese Fragen nicht bald selbst beantworten (und wir werden sie beantworten müssen), dann werden sie für uns beantwortet werden. Es bedarf einer klug durchdachten Intensivstrategie, die sich an dem Wohl und den individuellen Wünschen der Menschen orientiert. Dafür braucht es einen Fokus auf das Wesentliche, aber am Ende eben in aller Linie Personal.

Die Pandemie hat den Personalexodus aus der Intensivmedizin weiter verstärkt. Die Zahl der nutzbaren Intensivbetten in Deutschland ist während der Pandemie von 12.000 auf 9.000 abgesunken. Das hat niemand aktiv angestrebt oder gar beschlossen, sondern ist den Bedingungen geschuldet. Und nachdem viele Intensivkräfte sich bereits anderweitig orientiert haben, hat nun auch der harte Kern begonnen – Menschen, von denen ich es nie erwartet hätte, dass sie die Intensivmedizin verlassen würden –, Bewerbungen zu schreiben.

Menschen, die ihren Job über Jahre mit Leidenschaft ausgefüllt haben, haben bereits mit den Füßen abgestimmt und sind gegangen. Menschen, die zurecht stolz sind auf ihre Erfahrung und ihre Kenntnisse. Die können ECMO, Dialyse, Narkosen und Reanimationen. Ärztinnen und Ärzte, die eine Station im Zweifel, wenn der Kollege oder die Kollegin mal kurz weg ist, auch allein versorgen können. Kräfte, die auch junge Ärzte anleiten können.

Solche Leute zu verlieren, können wir uns einfach nicht leisten. Wir brauchen ein Gleichgewicht aus den jungen Kräften, die Freude und Leidenschaft für die Intensivstation mitbringen, und den alten Haudegen, die schon vieles miterlebt haben und auch mal eine klare Ansage machen – in Richtung Arzt, eigenes Team oder auch mal Patient. Unbezahlbar ist diese Mischung aus Kolleginnen und Kollegen, und alle, die bei uns arbeiten, schätze ich sehr.

Dass sich nun manche von ihnen vielleicht bewerben auf ruhigere Stellen und Tätigkeiten, die mit einer Intensivstation nicht mehr so viel zu tun haben, kann ich ihnen nicht verdenken. Was ihnen zugemutet wurde und weiterhin wird, war bzw. ist wirklich hart. Vor der Pandemie war das schon so, aber auch ganz besonders während dieser Zeit. Dass die pflichtbewusstesten Mitarbeiterinnen und Mitarbeiter zu Hochphasen der Pandemie einmal drei Patienten versorgen, davon zwei mit ECMO, die schlecht laufen, hätte sich vor einigen Jahren niemand erträumen lassen. Damals hatte es bei einer ECMO immer eine 1:1 Versorgung gegeben. Doch die neue Situation wollte niemand, denn die einzige Alternative wäre stets die Triage gewesen …

Wir stehen in Deutschland in Bezug auf die Intensivmedizin an einem Scheideweg. Wir können versuchen, so weiterzumachen wie bisher. Wir wurschteln, schauen, dass wir irgendwie durchkommen, arrangieren uns punktuell mit einer massiven Überlastung und nehmen den Personalexodus speziell im Bereich der Pflege wie auch bei der Ärzteschaft hin.

Das Ergebnis wird absehbar sein: Dies wird unweigerlich in eine Abwärtsspirale führen. Wir teilen die konstante Arbeit auf die noch verbliebenen, inzwischen arg dezimierten Köpfe auf und lassen ansonsten alles beim Alten. Das führt unabänderlich zu einer schlechteren Versorgungsqualität, das ist wissenschaftlich belegt[21]: hastigere Abfertigung, noch unzufriedenere Mitarbeiterinnen und Mitarbeiter – von den Patienten ganz zu schweigen. Sie wird zu weniger Zuwendung und am Ende folglich auch weniger Sorgfalt bei der Patientenversorgung mit verschiedenen Konsequenzen wie vermehrter Übertragung multiresistenter Keime führen. Würdevolle Sterbebegleitung und andere Dinge fallen bei der dann zu erwartenden Aufgabenvielfalt weg. Wollen wir das?

Eine Stärke ist, dass man sich bei Krisen in Deutschland auf ein funktionierendes Gesundheitssystem verlassen kann. Wenn jemand aus der Familie schwer krank wird, so ist schon allein die Erkrankung bzw. der kritische Gesundheitszustand – wie ich es jeden Tag erlebe – oft eine riesige Sorge für die ganze Familie. Und ist es da nicht ein Segen in unserem Land, dass sich über die Finanzierung dieser Behandlung, die nicht selten fünf-, manchmal sogar sechsstellige Beträge kosten kann, niemand Gedanken machen muss? Ich jedenfalls bin froh, dass das so ist, und wir müssen alles dafür tun, damit das so bleibt.

Die andere Richtung – von der Abwärtsspirale der Qualität weg – ist ein nicht minder steiniger Weg. Wir müssten beim Einschlagen in diese Richtung die Bedingungen derart verändern, dass die Mitarbeiterinnen und Mitarbeiter der Pflege und Ärzteschaft viel zufriedener sind.

Die Pflegekräfte – und die Assistenzärzte übrigens auch – benötigen mehr Geld. Sie leisten einen Beitrag zu einer der wichtigsten Aufgaben in unserer Gesellschaft. Das sollte uns etwas wert sein. Eine deutliche Gehaltserhöhung ist ohne Frage überfällig. Allerdings löst Geld das Problem nicht. Es kann

---

21 Glette, M.K., Aase, K. and Wiig, S. (2017) The Relationship between Understaffing of Nurses and Patient Safety in Hospitals—A Literature Review with Thematic Analysis. Open Journal of Nursing, 7, 1387-1429.

vielleicht den Frust etwas abmildern, aber zu mehr Zufriedenheit im Job wird es nicht führen, wenn sich nicht gleichzeitig die Bedingungen verändern. Ändern dahingehend, dass die Tätigkeit in der Intensivmedizin wieder als erfüllend und sinnstiftend betrachtet werden kann. Viel wichtiger ist jedoch, dass die Pflegenden ihre Arbeit wieder mit der gewünschten Sorgfalt und ohne Eile verrichten können. Die allermeisten Pflegekräfte, die ich kenne, lieben ihre Arbeit. Allerdings fehlt ihnen oft die Zeit, sie so zu machen, wie sie es sich wünschen.

Maßnahmen werden hier zu kurz greifen, wenn wir nicht das Verhältnis von Pflegekraft zu Patient verändern. Die Zahl der Neueinstellungen unterschreitet leider aktuell den riesigen Bedarf, denn der Beruf wird zum Teil als unattraktiv angesehen.

Unabhängig von allen Bemühungen, die Zahl der Mitarbeitenden zu erhöhen, müssen wir auch unnötige Verlegungen oder Einweisungen auf Intensivstation vermeiden.

Bei manch einem Patienten stellt sich nach wenigen Tagen oder manchmal Stunden heraus: Dieser Patient hätte eine Intensivtherapie überhaupt nicht gewollt, nur palliative Behandlung wäre sein Wunsch gewesen. Daher müssen wir mehr Kraft und Zeit investieren, den mutmaßlichen Patientenwillen frühzeitig zu eruieren, bevor der Patient dazu nichts mehr sagen kann. Dies ist ein ganz sensibles Thema und muss natürlich in einem vertraulichen Setting geschehen, am besten beim Hausarzt. Und wenn der Patient sagt „Ich will das volle Programm bis zum Schluss", dann ist das in Ordnung. Es soll auf gar keinen Fall irgendjemand zu Verzicht auf Behandlungen gedrängt werden, mein täglicher Eindruck ist jedoch, dass wir im Bereich der Intensivmedizin eine Überversorgung haben, die vielen Patienten nicht nützt. Hier können eventuell auch

Ethikteams helfen, um den Druck von den Behandlerinnen und Behandlern zu nehmen.

Kommt es aber doch wieder einmal zur anhaltenden Überlastung der Intensivstation, müssen schmerzliche Einschnitte in das Elektivprogramm erfolgen, und auch Bettensperrungen sind dann denkbare Mittel. Die damit verbundenen Einnahmeausfälle für die Krankenhäuser sollten kompensiert werden.

Weiterhin müssen wir darauf hinwirken, dass die wenigen Intensivpflegekräfte, die wir noch haben, auf den Stationen arbeiten, die dem Patienten den höchsten Nutzen bringen. Pflegekräfte auf Intensivstationen einzusetzen, die wichtige Therapieverfahren nicht anbieten, fehlen dann am Ende auf den Hochleistungs-Intensivstationen. Eine bessere Steuerung der Patienten kann hier ebenfalls helfen.

Das aktuelle System des Erwirtschaftens von Geldern, die nötig sind, um die Kosten zu decken, setzt viele falsche Anreize und sollte mindestens für die Intensivstationen überdacht werden.

Wir wollen zu Recht, dass sich Intensivmedizin jeder leisten kann. Und tatsächlich fragt niemand danach, wo der Mann, der da gerade reanimiert wurde, versichert ist. Das ist gut so und muss so bleiben.

Und eines ist auch klar: Wir wollen weiterhin in der Lage sein, alle Patienten, bei denen eine Indikation zu einer Intensivtherapie besteht und die das auch wirklich wünschen, auf der Intensivstation zu versorgen. Und zwar auf der Station, die eine optimale Versorgung des Patienten gewährleisten kann.

Die Pandemie war für uns alle schrecklich. Man wird im Nachhinein nicht viel Positives damit verbinden. Menschen sind gestorben, die Menschen haben auf vielfältige Weise Opfer bringen müssen. Allerdings liegt es an uns, die durch Corona hervorgetretenen Missstände in der Intensivmedizin genau zu analysieren und abzustellen. Und den Teamgeist, den sollten wir uns erhalten.

Wenn Corona eine Epochenwende in der Intensivmedizin herbeigeführt hätte, so könnte es etwas Positives bewirkt haben. Jede Krise ist eine Chance. Wenn wir die richtigen Schlüsse ziehen, kann die Intensivmedizin hieraus gestärkt hervorgehen. Wir sollten die Chance nutzen.

NACHWORT

Es wäre überflüssig, in einem Nachwort noch einmal zu bekräftigen, was Daniel Zickler in diesem Buch so eindringlich beschrieben hat. Schließlich war ich nur Beobachter auf einer Intensivstation. Doch die drei Monate, die ich auf der Station 43i am Virchow-Klinikum der Berliner Charité filmte, waren die intensivsten meines Lebens …

Es war Pandemie, über Deutschland fegte die zweite Welle. Es starben um Neujahr 2021 fast 1.000 Menschen pro Tag. Doch der Alltag für das medizinische Personal, den ich in meiner Dokuserie beschrieb, und der so viele Menschen in diesem Land berührte, ist heute nicht viel anders als in jenem Pandemiewinter. Die Betten der Station 43i sind auch jetzt belegt. Die Patienten weiterhin schwerkrank. Jetzt, wo wir pandemiemüde sind – überdrüssig all der Debatten um Lockdowns und Masken, über Intensivkapazitäten und Übersterblichkeit, kämpfen Daniel Zickler und seine Kolleginnen und Kollegen weiter um das Leben all jener Menschen, die auf der 43i liegen. Sie sind dort nicht nur weiter wegen Corona, sondern wegen eines Herzinfarkts, einer Transplantation, einer Sepsis oder Krebserkrankung. Doch keiner sieht mehr hin, die Medien ziehen weiter. Ich selbst schreibe diese Zeilen aus der Ukraine.

Doch was bleibt? Was haben wir gelernt? Wie können wir die Situation auf den Intensivstationen in unserem Land verbessern?

Mein kleiner Beitrag zu dieser Debatte kann nur sein, dass ich weder als Patient noch als Arzt oder Pfleger auf eine Intensivstation kam. Ich hatte das Privileg, ohne Einschränkung zu beobachten, während Patienten wie auch das medizinische Personal unglaublich offen mit mir waren. „Bitte zeig', wie es ist“, sagten sie immer zu mir. Erst am Ende verstand ich, was damit gemeint war.

Ich hatte weder eine Vorstellung noch ein Drehbuch, als ich Mitte Dezember 2020 das Virchow-Klinikum zum ersten Mal betrat. Erster Stock, Neonlicht, ein Konferenzraum. Die Oberärzte Daniel Zickler und Jan Kruse wollten mich kennenlernen, nachdem die Klinikleitung unserem Vorhaben zugestimmt hatte, eine Dokumentation in der Covid-Intensivstation zu drehen. Was mir von diesem Treffen in Erinnerung blieb, ist, wie erschöpft und müde die beiden auf mich wirkten. Dabei stand die zweite Welle, die Deutschland so heftig treffen sollte, noch bevor.

Die Station 43i mit ihren 14 Betten für schwerstkranke Covid-Patienten war auf der anderen Seite des Flurs. Wer hier lag, war in einem Zwischenreich zwischen Leben und Tod; die meisten angewiesen auf eine ECMO-Therapie, weil ihre Lungen nicht mehr funktionierten. Zehn Betten waren für Patienten reserviert, die nicht an Covid erkrankt waren. Eine Frau mit Leberversagen, ein krebskranker Mann, der eine Sepsis entwickelte. Nirgendwo war der Tod so gegenwärtig wie das Leben selbst, das Dasein so auf das Wesentliche reduziert. – Wie geht man damit um, wenn das dein Alltag wird, fragte ich mich? Werden mich diese Schicksale bald nicht mehr berühren? Und was, wenn sie es doch tun?

Am zweiten Weihnachtstag starb eine 27-jährige Patientin, nachdem ein ganzes Team verzweifelt um ihr Leben gekämpft hatte. Ich sah in die Gesichter der Pfleger und Ärzte und sah, wie mitgenommen sie waren, wie verzweifelt, dass sie diese junge Frau nicht retten konnten.

Als ich Daniel Zicklers Kollege, Jan Kruse, ein Jahr später auf der 43i besuchte, wusste er jedes Detail dieses Nachmittags. Nichts hatte er vergessen. Doch dazwischen lagen unzählige Nachtschichten, lagen Patientinnen und Patienten, die heute leben, und andere, die starben.

Die Intensivmedizin setzt sich in ihrem Alltag ständig mit dem Tod auseinander. Manchmal kommt er in die 43i ganz plötzlich. Daniel Zicklers Telefon klingelt, ein reanimierter Patient ist im Krankenwagen unterwegs in die Klinik. Personal strömt in den Schockraum, bereitet sich vor, den Patienten an eine Herz-Lungen Maschine anzuschließen. Alle sind konzentriert, alle sind bereit, als die Notärztin den Patienten bringt. Eine LED-Uhr an der Wand zählt die Zeit, mit sicherer Hand führt Daniel die Kanülen in die Arterien, Blutgase werden gemessen, der Zustand des Patienten ständig evaluiert. Hat er eine Chance? Schließlich wird sein Blutkreislauf an die Herz-Lungen-Maschine angeschlossen. Manche, wie der Bauarbeiter aus Mecklenburg-Vorpommern, der in einer Baugrube nach einem Herzinfarkt kollabierte, werden nach zwei Wochen die Station wieder verlassen. Gesünder als vorher, weil die Herzkranzgefäße wieder frei sind. Andere nicht.

Dann tippt die Intensivmedizinerin Sarah Kamel die Todesursache und den Todeszeitpunkt in ein Formular, bevor sie sich wieder den regulären Patienten widmet. Es ist nachts, als die

Angehörigen kommen. Sie überbringt die Todesnachricht. Ich frage sie: „Wie machst du das? Wie kannst du so zwischen diesen extremen emotionalen Zuständen hin- und herpendeln?" Sie sagt: „Es muss sein, man lernt es. Aber irgendwas macht es auch mit einem."

Nie werde ich vergessen, wie sie zusammen mit einer Pflegerin einen Patienten in den Tod begleitete. Es war während eines extrem hektischen Tages; keine Pause, keine Zeit, um die bestellte Fertigpizza zu essen. Die Angehörigen des Patienten konnten nicht kommen, um Abschied zu nehmen. Also nahmen sich Sarah Kamel und ihre Kollegin die Zeit, die es brauchte, bis der Mann verstarb, nachdem die Maschinen abgestellt waren. 15 Minuten vergingen, bis sein Herz aufhörte zu schlagen. Er war ganz ruhig, sie streichelten seine Hände, öffneten das Fenster, damit die Seele entweichen konnte. Dann ging die Schicht weiter, Zimmer um Zimmer auf der A-Seite der Station. 12 Patienten, alle schwerstkrank.

Ich hatte immer die Möglichkeit zu gehen, in meine Wohnung zu fahren, um in einen unruhigen Schlaf zu fallen, wo ich in meinen Träumen in einer Endlosschleife in irgendeiner Situation des Tages zuvor gefangen war. Die diensthabenden Ärzte jedoch schliefen im Arztzimmer oder hatten Bereitschaft, was in Daniel Zicklers Fall hieß, auch um drei Uhr morgens nach Brandenburg zu fahren, um wieder eine ECMO in einen schwerkranken Patienten „einzubauen". Freilich war Daniel um acht Uhr morgens, als ich wieder kam, immer noch auf Station, um eine weitere Schicht zu arbeiten. Wie kann das sein, fragte ich mich? Jeder Lkw-Fahrer hat vorgeschriebene Ruhezeiten, weil er Verantwortung trägt. Auf den Intensivstationen, die höchste Konzentration und Ruhe unter extremem Druck verlangen, herrscht hingegen ständiger Schlafmangel. Ich habe Wochen gebraucht, um mich von den drei Monaten dort zu erholen. Dabei war ich nicht einmal ansatzweise den Belastungen der Intensivmediziner ausgesetzt.

Hier das Leben, dort der Tod. In Zimmer 13 Marco W., daneben Bona B. Beide Patienten um die 40, beide mit schwerem Lungenversagen und an der ECMO-Maschine. Marco W. wird Anfang März entwöhnt werden, aufwachen, seinen Namen sagen, erst unsicher an der Bettkante sitzen und wenige Tage später aufstehen. Die Ärztinnen und Ärzte sowie Pflegekräfte haben ihm ein zweites Leben geschenkt. Als er die Station verlässt, stehen sie Spalier, schütteln ihm die Hände, sagen mir, dass sie für Momente wie diesen ihren Job machen.

Wenige Tage nach Marco W.s Entlassung verschlechtert sich ganz plötzlich der Zustand seines Zimmernachbarn. Am Vormittag des 13. März bittet Daniel Zickler Bona B.s Frau, auf die Station zu kommen. Ruhig und bestimmt, aber voller Empathie erklärt er, wie es um den Patienten steht, dass er kaum eine Chance hat zu überleben. Ich sitze daneben, frage mich, was ich in diesem Moment sagen würde. Ich bin froh, es nicht tun zu müssen.

„Zeig', wie es ist", hatte man mir gesagt. Am Ende hatte ich Zweifel, ob ich es überhaupt zeigen konnte. Was für mich bleibt, ist, dass jede Ärztin und jeder Arzt, jede Pflegerin und jeder Pfleger niemals aufhörte, Mensch zu sein. Sie fühlten mit und nahmen Anteil, obwohl es viel einfacher gewesen wäre, einfach abzustumpfen, weil der Job an sich schon Übermenschliches verlangt. Daniel Zickler hat ganz konkret beschrieben, wie die Intensivmedizin entlastet und somit auch verbessert werden kann. Als Gesellschaft sollten wir alles versuchen, dies umzusetzen. Denn sollten wir selbst einmal an diesen Ort kommen, wird alles andere unwesentlich sein.

Carl Gierstorfer
Journalist und Dokumentarfilmer von „Charité intensiv“

DANK

Zuerst danke ich allen Mitarbeiterinnen und Mitarbeitern der Station 43i. Ihr macht tagtäglich einen fantastischen Job, und während Corona habt ihr unter schwierigsten Bedingungen Außergewöhnliches geleistet.

Außerdem möchte ich einen großen Dank all denjenigen aussprechen, die in Deutschland auf Intensivstationen, in Notaufnahmen und im Rettungsdienst tätig sind. Ihr leistet einen unglaublich wichtigen Beitrag für die Kränksten der Kranken.

Weiterhin danke ich meinem Chef Prof. Dr. Kai-Uwe Eckardt für seine Unterstützung und seine Anstrengungen, die Arbeitsbedingungen im Bereich der Intensivmedizin zu verbessern.

Außerdem danke ich Jan Kruse für die vertrauensvolle Zusammenarbeit und seine Loyalität.

Dank geht auch an Stefan Rüth, der mir beim Bearbeiten des Manuskripts eine große Hilfe war sowie an das gesamte Team des Bonifatius Verlags.

Weiterhin danke ich meinen Eltern, die mich vieles gelehrt haben, vor allem aber Dankbarkeit und Resilienz.

Der größte Dank geht an meine Frau Maripili, die mir schon seit Beginn des Studiums immer den Rücken gestärkt hat, und an meine Kinder, die mir jeden Tag unendlich viel Freude geben.